올바르게 알아야
병을 고친다

올바르게 알아야 병을 고친다

음양오행
사상의학
바로 알기

은성국 **지음**

인북스

책을 펴내며

구름을 쫓던 청년이 어느덧 노년이 되어 머리가 빠지고 서리가 내렸다. 실체가 없고 변화무상한 목표를 향해 돌진하던 청년은 많이 초췌해지고 지친 기색이 역력하다. 하지만 추구하던 목표와 이루어진 상황에 대한 기술은 필요하다고 생각한다.

남들은 뜬구름이라 하고 허무맹랑하다 했을지언정 청년은 나름의 이론과 끈질긴 노력을 통해 어느 정도의 성과를 이루어냈다고 자부하고 또 자랑하고 싶어 한다.

청년이 쫓던 구름은 '만병통치약'이었다. 만병통치약은 이미 오래전부터 불가능한 것으로 인식되어 왔지만 이는 해결책을 찾지 못하는 자들의 핑계로 생각한다.

청년이 이러한 생각을 하게 된 배경은 첫째, 사람이 아픈 것은 환자의 의지력이 약해진 결과이며 고단하고 힘든 환경을 이겨내지 못하는 체력, 면역력이 떨어진 결과로 약간은 나약해진 정신력 또는 핑계로서 일종의 자기 합리화라고 생각한다. 둘째, 앞의 얘기처럼 질병 발생의 원인이 환자 자신이니 치료의 책임 또한 환자임은 당연한 귀결이나 의자(醫者)가 주가 되고 환자가 객이 되는 현실이 잘못된 것으로 생각한다. 셋째, 환자가 주가 되어야 한다면 의자의 할 일은 환자의 체력, 면역력, 정신력을 증강시켜 주는 것이어야 한다는 결론에 도달, 증상만 억제해놓고 저절로 회복되기만을 기대하는 소극적 치료법에 회의를 느낀다. 넷째, 음식이 약이며 음식으로 치료되지 않는 것은 약물로도 치료되기 어렵다 하였으니 약물의 종류가 아닌 적절한 조합이 체력 증진을 위한 방안이라는 판단에 도달한다.

이로부터 청년의 방황이 시작되었다. 고통의 시간이 다가왔다. 이정표도 없는 험한 길을 떠난다. 이정표라도 있으면 아무리 멀더라도 희망을 가지고 떠날 수 있을 텐데…….

방황의 길을 함께하며 이정표가 되어준 친구가 있었으니 동양의학의 '음양오행론'이다. 멀고 보이지는 않지만 피로회복, 정력증강, 기력보강, 기혈증강 등의 용어가 등장하고, 심지어 『동의보감』의 '경옥고' 항에서는 효능 효과를 표현하며 오장영일(오장이 충만하여 흘러 넘침), 발백복흑(흰머리가 검어짐), 치락갱생(빠진 이가 다시 남), 행여분마(걸음걸이가 말이 달리는 것처럼 가벼움) 등의 표현으로 체력증가와 회춘까지도 시사하는 구절이 나타난다.

이에 청년은 치료의 기본인 환자의 체력, 면역력 증진의 언급에 옳은 방향임을 직감한다. 이정표인 음양과 오행의 이해에 많은 시간을 할애한다. 대세로 굳힌 서양과학식의 해석으로 동양의학은 서양화(?)되어 죽도 밥도 아닌 기형의 이정표로 변모되어 있었다. 이의 올바른 해석을 위한 노력에 대부분의 시간을 소비하고 만다. 기본이 바로 서지 않은 상태에서의 일시적인 성공(?)은 완전할 수 없고 또 다른 문제점 발생 시 대처가 불가능하기 때문이다. 운과 요령으로써 약간의 성공을 거둔 경우도 있었으나 완전을 추구하기에는 이들 만으로는 부족하고 앞으로의 전진이 전진이 아닌 퇴보가 되는 등 우왕좌왕할 수밖에 없음을 느낀다.

음양과 오행의 올바른 해석 및 적용을 위한 방안의 이해에 많은 시간을 소비하였으나 운이 좋게도 하늘과 주위의 도움으로 올바른 해석법과 조그마한 제품을 얻는다. 약물로서의 제품 자랑은 현실적으로, 제도적으로 불가하여 공산품의 제품을 소개하며 자랑한다. 이 역시 완전품은 아니겠으나 현실적으로는 이것밖에 없으니 일단은 선을 보이고 싶어 한다.

청년이 노인이 되어 이제는 정리를 해야 할 시간이 되었으며 혼자로는 불가능하며 함께해야 할 시간이 되었다. 청년이 현재에 이르기까지 함께했던 많은 이들의 도움이 있었으며, 이들이 없었다면 현재의 노인도 있을 수 없다. 가족, 친우는 물론 스쳐 지나간 모든 이들의 도움만 받았지 도움을 준 것은 아무것도 없다는 것을 문득 깨닫는다.

이 모두에 감사를 표하며 이제야 겨우 이정표를 바로 세우기 시작했을 뿐이지만 힘이 남아 있는 동안 완벽을 위해 정진하리라 다짐하며 중간 보고를 한다.

2016년 초여름
지은이 은성국

차 례

동양의학의 바른 이해를 위하여

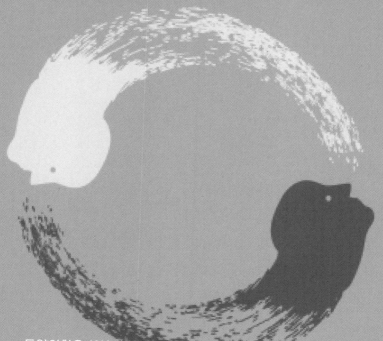

동양의학은 '양(陽)'을 기준으로 하는 기존의 개념과는 반대로 '음(陰)' 즉 부족, 약(弱)을 전제한 상태의 개념이며 호칭이다. '상대성'을 바탕으로 한 이러한 접근은 절대적 개념에 익숙해진 사고방식으로는 혼돈을 일으키기 십상이지만, 이를 극복하지 못하면 동양의학의 바른 이해는 불가능하다.

동양의학의 바른 이해를 위하여

1. 음양의 혼돈

동양의학의 기본은 '음양(陰陽)'과 '오행(五行)'이다.

기본에 충실하지 않으면 아무것도 이룰 수 없음은 누구나 아는 사실이다. 진단, 체질 파악, 치료제의 분류 등 의료의 모든 단계에 음양오행을 대입하여 행해야 하는 것이 기본을 지키는 것이다. 하지만 작금의 의료현실을 보면 음양과 오행은 전혀 고려되지 않은 채 실종되었고 효능, 효과론에만 매달리고 있는 것 같다. 기본에 충실하겠다는 주관이 없으니 의자(醫者)마다 환자와 병증에 따라 갈팡질팡하기 일쑤다. 급기야는 음과 양이 뒤바뀌어 적용되는 우(愚)까지 범하는 경우가 많다. 자연히 치유의 확률은 떨어지고, 의료행위에 대한 신념이 흔들릴 수밖에 없다.

인체는 소우주다

동양의학의 기본은 '음양'과 '오행'이라지만 그보다 앞서 이해해야 할 점은 인체는 소우주(小宇宙)라는 사실이다. 시간과 공간을 초월한 우주는 크기의 광활함은 말할 필요도 없고, 수량도 현재까지 밝혀진 것만 해도 1,000억 개 이상의 은하로 구성되어 있으며, 100억 광년의 공간에서 100억 년간의 시간 동안 팽창을 거듭하고 있어서 그 크기는 아직도 인간의 능력으로는 헤아릴 수 없을 정도이다.

우리가 비행기를 타고 조금만 높이 하늘로 올라가도 뛰어놀던 운동장은 물론 살고 있는 도시마저 점으로도 표시가 불가능하다. 그럴진대 광범위한 우주 속의 인간은 점으로도 표시할 수 없는 아주아주 작은 보이지도 않는 존재임을 인식하는 데서 출발해야 한다. 마치 우리가 미생물을 관찰할 때 현미경 등을 통해 겨우 볼 수 있듯이 우주 전체로 보면 아주 작은, 존재마저도 불투명한 여리고 약한 존재이다.

하지만 이 나약하고 미미한 존재인 인간의 인체에 우주의 모든 비밀이 담겨 있다. 그래서 동양에서는 인간을 소우주라고 불러왔는데, 그 이유는 인간은 우주를 가장 많이 닮고 있는 존재이기 때문이다. 우주에 존재하는 모든 것은 인간의 몸속에 존재한다고 주장하는 과학자도 있다.

인간의 머리는 하늘을 닮아 둥글고, 두 발은 땅을 닮아 평평하다. 하늘에 해와 달이 있듯이 빛나는 두 눈을 가지고 있으며 지구의 산이 생명의 젖줄이 흐르는 큰 뼈대로서 지맥으로 연결되어 있듯이, 인체에 수족과 사지가 골절로 잇대어 있고 기맥이 흐르고 있다.

태양계의 중심에 불(태양)이 있고 지구 중심에 불(높은 온도의 지구핵)이 있듯이 신체 가운데 심장이 있다. 또한 지구가 기울어져 있어 4계절이 생기듯, 심장도 인체의 정중앙에 있지 않고 왼쪽으로 기울어져 있어 4가지 체질이 생겨났다.

인체 내의 기(氣)와 혈(血)은 해와 달의 작용(태양 에너지와 달의 에너지)에 의해 고동치며, 여성의 월경과 바다의 조수는 달의 영향을 받는다. 그리고 우주에 셀 수 없는 에너지의 흐름이 있는 것처럼 인간의 몸속에도 셀 수 없는 기의 흐름이 있다.

이처럼 우리 몸에는 우주의 비밀이 모두 들어 있다. 생명의 관점에서 보면, 우주가 곧 나 자신이고 내가 곧 우주이다. 그래서 인간은 소우주라고 불리는 것이다.

미생물을 비롯한 모든 생명체는 자신의 힘으로는 살 수 없고 주위의 환경에 따라 절대적인 영향을 받는다. 소우주인 인간도 당연히 우주의 운행 상황, 변화 등에 영향을 받을 수밖에 없다.

인간은 음(陰)일 수밖에 없다

이런 관점에서 인체에 우주를 담고 있는 인간은 작고, 약하고, 외부의 영향을 받을 수밖에 없어서 '양(陽)'이 될 수 없으며 '음(陰)'이 될 수밖에 없는 미약한 존재임을 인식해야 한다. 즉 인간은 '음'일 수밖에 없다는 기본 인식이 동양의학의 출발점이다.

인간은 '음'이라는 사실을 전제로 하여, 아주 작은 범위에서 '음,

양'을 따지는 것이 동양의학의 음양론(陰陽論)이다. 인간이 음이라는 것은 항상 부족(음)하고 약(음)하고 도움을 필요로 하는 개체라는 의미이다. 따라서 더 크고 강한 주위의 환경에 영향을 받을 수밖에 없는 존재이다.

미생물을 비롯한 모든 생명체와 같이 인간도 태어난 위치에서의 환경, 기후, 조건 등에 따라 건강, 지위, 빈부 등의 모든 삶의 조건이 영향을 받는다. 또한 인간은 정온동물(定溫動物)인바 추위와 더위 등의 기후, 대기의 질 등이 생로병사에 영향을 미친다.

인간을 둘러싼 주위의 환경을 통틀어 '기(氣)' '운(運)'이라 칭하는데, 사회적 동물인 인간의 삶은 자연환경 외에도 주위의 인간들과의 관계와 사회생활로 인한 여러 감정 즉, 희(喜), 노(怒), 우(憂), 사(思), 비(悲), 공(恐), 경(驚)에 의해서도 영향을 받는다. 이러한 '기'와 '운' 등을 '양(陽)'이라 칭하는데 인간이 이를 조절할 능력이 거의 없다. 다만 인간은 자신보다 더 약한 주위의 동식물 등을 이용하여 '음'과 '양'의 극히 일부를 조절하여 건강을 지키는 등 생(生)을 유지할 뿐이다.

이들이 바로 식품, 약품, 공산품 등으로 '기'와 '운'의 극히 일부분을 조절할 뿐이지 대자연의 기, 운은 조절할 방법이 없다.

'음'과 '양'은 무엇인가

대체로 '양(陽)'은 참(옳음)을 뜻하고 '음(陰)'은 거짓 또는 그름을 뜻한다. 이를 인간에 적용하면 인간은 '음'이라 하였으니 거짓, 착오, 혼돈에 빠지기 쉬운 존재다.

동양의학은 인체는 소우주라 하여 '음'임과 '부족함'을 인식하는 데서 출발한다 하였으므로 '음'과 '양'의 호칭에서도 인체의 결핍과 부족을 기준으로 한다. 부족이 전제된 상태(인체=소우주=陰=부족)에서의 구별이기에 크다고 호칭되는 쪽이 약한 곳이다. 이를 '음양론'에서 '상대성(相對性)'이라 설명한다. 다소 혼돈스럽겠지만 이를 확실히 이해해야 한다.

마이너스(－)에 숫자가 커지면 마이너스의 양(量)이 더 커지는 것과 같다. 절대량이 커지면 커질수록 부족한 수치 즉 마이너스는 증가한다. 큰 쪽이 더 부족한 쪽이며 커질수록 부족은 더욱 커진다.

인체도 부족(음)이 전제되어 있기 때문에 큰 쪽이 더 부족하다는 원리이다. '음'이 전제되어 있기 때문에 강한 곳이 호칭되는 것이 아니라 약한 곳이 호칭된다. 호칭되는 쪽이 더욱 부족한 곳이다. '음'이기에 부족한 곳이 더 크고 강해 보인다. 절대량이 커지면, 큰 쪽은 당연히 '부족함'이 많아지고 약할 수밖에 없다.

양(陽)을 기준으로 하면 대(大)는 강(强)이겠지만, 음(陰)을 기준으로 하면 대(大)는 약(弱)하고 부족함을 의미하는 것이 당연하다.

인간은 만물의 영장이며 자연을 정복한다는 강(强)의 개념하의 서양과학은 대자연 속의 소우주로서 자연에 순응하고 이용해야 한다는 동양의학의 인간은 약(弱)하다는 개념과는 정반대일 수밖에 없다. 음양론의 관점에서 인간을 구분 지을 때, 약하고 부족한 인간이기에 약한 곳을 호칭하여 쉽게 접근코자 하였으나, 서양과학에 길들어 있는 우리가 이를 거꾸로 해석하는 우를 범하고 있는 것이 현실이다.

우리의 일상생활에서도 쉽게 마이너스가 큰 쪽이 부족함이 많은 것을 쉽게 찾아볼 수 있다.

빈 수레(음)가 요란한 소리를 내듯 부족한 놈이 더 시끄럽다. 벼가 설익었을 때는 꼿꼿하게 고개를 쳐들지만, 충분히 익어서 영양이 충만하면 고개를 숙인다. 가지 많은 나무 바람 잘 날 없듯 크고 많으면 부담도 커지고 사고도 잦아진다. 모난 돌이 정 맞듯 겉으로 드러나는 쪽에 문제가 많다. 인간사에서도 부족한 자는 말이 많고 시끄럽다. 많이 아는 자는 말을 아끼는데 조금만 알면 전부를 아는 양 떠든다.

다시 말하면 '음'과 '양'은 강하고 약함을 일컫는 것이 아니라 인간은 '음'이라는 전제하에 '부족'을 기준으로 한다. 인간이 '양'이고 강한 존재라면 당연히 강한 곳을 기준으로 호칭할 것이다. 하지만 아쉽게도 인간은 음(陰)이라는 겸손한 전제하에 부족분을 기준으로 호칭하니 양을 기준으로 하는 일반적인 학문과는 반대의 상황이 나타나서 혼란을 초래하는 것이다. 이를 음양론에서 '상대성(相對性)'이라 칭하였다. 인간은 약한 존재이니 약함을 인식하고 대처하는 것이 강해질 수 있는 비결의 하나일 것이다.

'음'과 '양'의 정확한 인식이 동양의학 발전의 기본일진대, 이에 대한 명확한 인식이 필요하다. 음, 양의 혼돈이 음양을 따지지 않는 결과를 초래하는 데 일조(?)를 하지 않았나 싶다.

2. 이제마 선생님, 부끄럽습니다

　동무(東武) 이제마(李濟馬, 1837~1900) 선생님.

　선생께서는 온 세상 사람이 수명을 오래 연장하고 건강하게 살 수 있도록 『동의수세보원(東醫壽世保元)』이라는 훌륭한 저서를 남겨 주셨습니다. 그러나 선생의 역저를 후학들이 잘못 해석하여 뜻을 기리지 못하였고, 심지어는 이를 왜곡하여 장사의 수단으로 삼은 경우도 많았으며, 더더욱 부끄러운 것은 이를 디딤돌로 동양의학의 발전을 꾀했어야 하나 오히려 역행, 퇴보하는 결과를 초래한 것 같습니다. 후학들이 저질렀던 과오를 재정리하고 선생의 업적을 계승 발전시키기 위해서는 올바른 해석이 필요합니다.

　선생의 뜻은 사람마다 체질이 다르니 체질을 정확히 파악하여 그에 맞는 약물을 사용하라는 뜻이었을 것입니다. 그럼에도 후학들은 이를 올바로 이해하지 못하여 다음과 같은 우를 범하였습니다.

　첫째, 체질 해석의 잘못입니다.

　선생께서는 사람의 체질을 4가지의 형으로 나누어, 태양인(太陽人), 태음인(太陰人), 소양인(少陽人), 소음인(少陰人)으로 분류했습니다.

　하지만 후학들은 우선 앞서 필자가 제기한 음, 양의 혼돈으로 인하여, 태양인(太陽人)의 특징으로 선생이 기술하신 폐대신소(肺大腎小)를 양(陽)이 센 사람으로 해석하여 마치 초등학교 도덕 교과서의 합성 사진에 묘사된 김일성의 체형처럼 우직스럽고 목덜미가 크고 체격이 건장한 자라 해석하였습니다. 또 이러한 사람은 매우 드물어 거의 없다고 해석하였습니다.

이는 모두 오류로서 태양인(太陽人)은 양이 태(太)하게, 즉 크게 약한 자를 말하였는데 후학들은 이를 잘못 받아들여 양이 강하다고 해석하였습니다. 또한 폐대신소의 의미도 폐(肺)는 강하고 신(腎)은 약하니 신을 보(保)해야 한다고 해석함으로써 선생의 뜻과는 거리가 멀어지고 말았습니다. 폐대신소란 폐, 대장의 기능이 매우 약하고 부족함을 뜻하셨는데 강하다고 해석하였으니 '음' 즉 부족을 전제로 한 동양의학에서 절대량이 큰 쪽이 약한 쪽임을 거꾸로 해석하는 우를 범한 것입니다.

태음인(太陰人)은 간대폐소(肝大肺小)로서, 음이 태(太)하게 약하고 간(肝)의 기능이 크게 약하다는 것이 선생의 가르침입니다.

소양인(少陽人)은 비대신소(脾大腎小)로 양이 약하며 장부(臟腑)로는 비위의 기능이 약하다는 것이 선생의 뜻입니다.

이와 마찬가지로 소음인(少陰人)은 신대비소(腎大脾小)로 음이 약하며, 장부로는 신, 방광이 약하다는 것이 선생의 뜻입니다.

선생께서 초등학생도 다 아는 '강, 약'의 용어를 몰라 '대, 소'로 표현하지 않으셨을진대 대는 강, 소는 약으로 해석해버림으로써 선생의 뜻을 헤아리지 못하였습니다.

'음인(陰人)'과 '양인(陽人)'의 혼돈 역시 마찬가지입니다. 태음인, 소음인 등은 음이 약한 체질이고 태양인, 소양인 등은 양이 약하다고 이해해야 하는데 '음, 양'에 대한 판단 착오를 빚어 정반대로 해석하고 말았습니다.

둘째, 체질 파악에서 심각한 잘못을 저질렀습니다.

선생께서 사상의학을 펼치신 뜻은 체질별로 장부의 기능이 달라 약한 부위를 보강하여 치료해야 한다는 뜻이었을 텐데, 체질을 구분함에 있어 제멋대로 오링테스트, 체격, 행동 등을 통해 그릇된 판단으로 오류를 범하고 말았습니다.

인간의 감각과 사고는 상황에 따라 많은 변화를 일으켜 오류와 착오가 많습니다. 이는 기준의 문제인바 음(부족)을 기준으로 보면 대(大)는 부족이 큼, 즉 대=약(弱)인 것인데, 대(大)하니 당연히 강할 것이라고 초등학생보다도 못한 판단을 하고 말았습니다. 크고 강해 보이는 쪽이 약한 곳이라는 사실을 망각한 것입니다.

체격적으로 볼 때 상체가 큰 자는 양(陽)이 약하다고 봅니다. 서양인처럼 하체가 긴 자는 음(陰)이 약하다고 봅니다. 서양인은 동양인에 비하여 '음' 합니다. 특히 체격, 행동 등을 보고 체질을 분류하는 것은 마치 자신이 상의(上醫)인 양 어불성설의 태도였다고 볼 수밖에 없습니다.

정확한 체질의 분류는 사상의학의 기본일진대 이를 대충 어림잡아 판단해버리는 것은 기본을 망각한 행동이 아닐 수 없습니다. 이렇게 해서는 복잡다단한 인간의 체질을 도저히 파악할 수 없습니다.

이런 현실에 대하여 죄송스럽고 부끄럽게 생각하지만, 한편으로 선생께 이 부분에 대해서는 약간의 아쉬움이 있는 것은 사실입니다. 선생의 저서인『동의수세보원(東醫壽世保元)』에서 체질의 분류 방법에 대해서는 자세한 언급을 해 주시지 않은 점 말입니다. 선생께서는 사상의학으로의 발전을 꾀하기에 앞서 이미 오행체질 분류법을 완성시켜 놓았습니다. 이 책에서 오행(五行)과 사상의학을 연관시켜 가르쳐 주셨다면 후학들이 덜 헷갈리지 않았을까 생각합니다.

'수(水)' 체질은 태양인, '토(土)' 체질은 태음인, '금(金)' '－화(火)' 체질은 소양인, '목(木)' '화(火)' 체질은 소음인 등으로 말입니다.

요즈음 발간된 서적들을 보면 거의 대부분이 앞서 언급한 것처럼 태양은 양이 강한 것으로 태음은 음이 강한 것으로 해석하고 있습니다. 또한 대(大)는 강(强)으로 소(小)는 약(弱)으로 간편(?)하게 해석해버림으로써 문제의식 없이 독자들을 오도하고 있습니다. 인터넷 서핑을 통해서도 올바른 해석을 해놓은 사이트를 찾기가 힘듭니다. 심지어 미디어에 출연한 내로라하는 학자들도 거리낌 없이 단편적인 해석만 내놓고 있습니다. 올바로 해석하는 자들은 드물어지고 목소리가 작아져 이대로 묻혀버릴까 두렵습니다. 이제는 대부분의 백과사전마저 위의 그릇된 판단을 정설인 것처럼 기술하고 있는 형편입니다.

그나마 다행인 것은 극히 일부의 백과사전 등에 아직은 소수의견으로서나마 필자의 견해를 바른 것으로 기술하고 있다는 것입니다. 하지만 반대의 해석이 대세라고 기술하고 있으며(D 백과사전) 옳은 해석은 기술조차 하지 않음으로써 시간이 흐를수록 바로 잡기가 힘들어질 것입니다.

이런 잘못된 의료 현실에 대해 부끄럽게 생각함과 동시에 정확한 체질의 분석과 식품, 약물의 오행을 정확히 파악하여 체질에 따른 정확한 투여법 완성이 선생에 대한 도리일 것입니다. 이제나마 '음, 양' 및 '오행'의 올바른 이해를 꾀하고 동양의학의 계승 발전을 위해 노력하는 것이 후학들의 의무라고 생각하여 졸필을 든 필자를 용서하여 주시기 바랍니다.

제1장

음양오행(陰陽五行)이란?

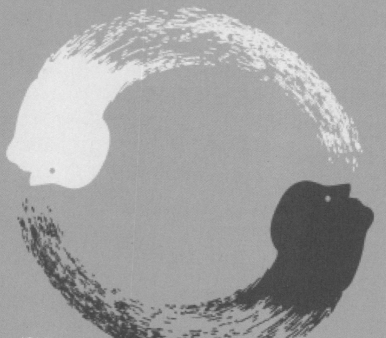

'음' '양'에는 상대성이 있다고 했다. 상대성이란 자신이 아닌 남, 강자가 아닌 약자, 의자(醫者)가 아닌 환자(患者)의 입장에서 판단하는 것을 말한다. 자신의 입장을 고집하지 않고 타인을 배려하는 것은 동양의학의 이해는 물론 부부간, 친구 간 등 사회생활에서도 매우 중요한 덕목이며 성공의 지름길이다.

음양오행(陰陽五行)이란?

1. 음, 양의 이해를 위한 웜업(Warm Up)

인간을 포함한 모든 생물체는 사회적 특성을 지녔음은 누구나 아는 사실이다. 식물도, 동물도, 인간도 혼자서는 약하고 부족함을 본능적으로 알고 있는 것이다. 그래서 생명체들은 조그마한 끄나풀의 공통분모로써 군락을 이루어 서로 돕고 견제하며 살아간다. 혼자서는 힘이 없으므로 외부의 환경에 대항할 힘도 능력도 갖출 수 없기 때문이다.

인간의 경우 가족, 친척, 친구, 학연, 지연으로부터 크게는 국가, 인종 들에 이르기까지 범위를 지정하여 타 영역과 돕고, 견제하며 살아간다. 서로의 힘이 합쳐져야 하며 강한 위력을 나타낼 수 있음을 알고 있기 때문일 것이다.

집단생활을 하며 범위가 넓어질 경우에는 반드시 규율이 필요하게 되며 이에는 동등 및 상하(上下) 관계가 필수적일 것이다. 동등의 관계는 남, 녀의 관계일 것이고 상하의 관계는 지위와 힘의 강, 약으로 생겨나는 관계일 것이다. 남녀 관계 및 집단생활을 위한 관계를 유지하는 데 있어서 이러한 동등 관계와 상하 관계의 원만한 적용이 매우 어렵고 중요한 문제이다. 인간은 타 동식물보다는 더 영리하고 똑똑하다는 인식을 가지고 있기 때문이다.

이러한 난제를 풀고 이해하기 위해 동원된 이론이 '음양론(陰陽論)'이다.

음양론의 기본 이론은 첫째, 모든 인간은 '양(陽)'을 추구한다는 것이고 둘째는 '상대성(相對性)'과 '상호성(相互性)'이다. '양' 즉 강하고 힘 있고 명예롭고 부유하고 건강함을 추구하는 것은 당연한 인간의 본능이므로 이해하기에 특별한 어려움이 없다. 문제는 둘째의 '상대성'이다. 이를 잘 이해 적용하는 것이 동양의학의 기본이며 나아가서는 인간사의 난제를 풀어가는 방법이 될 것이다. 그럼에도 대부분의 사람은 이 방법에 익숙하지 못하고 해결하려는 노력마저도 하지 않는다.

절대적인 개념에만 익숙해져 있는 사람들에게 '상대적'인 면을 강조하고 응용하는 것은 어려운 일이긴 하다. 하지만 익숙하지 않더라도 수련을 통하면 한결 더 쉬운 방법이 된다. 쉽게 말해 자신의 기준이 아닌 타인, 상대방의 기준으로 생각하는 것이 '상대성'이다. 자신보다 남을 기준으로 보는 방법이기에 세련되고 성숙된 판단 방식일 수 있다. 부부, 가족, 친지, 친우, 회사원 등 모든 관계에서 상대방의 입장을 헤아려 행동한다면 서로 간의 다툼도 싸움도 범죄도 없는 이상적인 사회가 될 것이다.

예를 들어 부부의 문제를 생각해보자.

부부간의 갈등 대부분은 성적 불균형(Sexual Unbalance)이라고 한다. 앞서 살펴본 것처럼 인간은 남성이건 여성이건 '양'이 아닌 '음'의 존재라는 것이 기본 이론이다. '음'이란 약하므로 콤플렉스를 가지게 되며 이로 인해 '양'을 강조하고 '양'이 된 것처럼 행동한다. 남성도 실제로는 '음'이면서 '양'으로서만 행동하려 든다. 여성에게 순종과 부드러움을 요구한다. '양'이 될 수 없음에도 황제 또는 대장으로서 대접받기를 원하나 본인의 인격과 능력, 그리고 행동양식은 거기에 미치지 못한다. 인격적인 면의 결핍과 언행의 불일치 탓으로 존경의 대상이 되지 못하는데 존경을 받고자 한다. 성관계(sex)에 있어서도 '음'이기에 능력이 부족한 데도 여성이 자신의 성적 능력에 만족스러움을 표하기를 원한다. 여성의 속성을 모르면서 자신을 기준으로만 판단하는 것이다. 이러한 모든 것이 부부간의 갈등을 유발한다.

반대로 여성의 경우를 보면 '음'으로서 콤플렉스가 더 심하다. 이로 인해 항상 자신은 편안하고 부유하게 대접받기를 원하나 현실은 그러할 수가 없다. 남성을 쟁취하기 전에는 자신보다 높은 위치에 모시고 온갖 애교를 떨었으나 정작 남성의 내면을 알고 보니 별 게

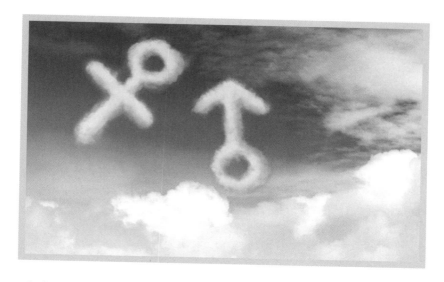

아님이 드러남에 따라 오히려 남편보다 더 높은 위치에 있기를 원한다. 하지만 이것도 불가능하다.

하나의 집단, 하나의 가정에서 대장은 하나여야 하지만, 둘 다 모두 대장이 되려 한다. 필연적으로 갈등과 다툼이 일어날 수밖에 없다. 이의 해결책은 무엇일까?

'상대성'을 인정하고 자신의 입장이 아닌 상대의 입장에서 바라보는 것으로부터 문제 해결을 시작해야 한다. 해탈한 선지자나 명망 있는 상담가들의 해결책을 보면 하나같이 상대의 입장에서 바라보라고 처방한다. 금방 깨질 것 같은 가정도 상대의 입장에 서서 이해하려고 애쓰면, 원상을 회복하기가 쉽다.

부부가 서로 상대의 탓을 해왔으나 돌이켜보면 자신도 별반 잘한게 없다. 결혼 전에 피차간 서로 속이기도 하고 속임을 당하기도 했다. 남성은 자신의 능력을 부풀렸거나, 부풀리지 않았더라도 과장되

게 행동하였을 것이고 여성은 온화함과 순종의 미덕(?)만을 과포장
했을 터이다.

젊은이(양)와 늙은이(음)의 경우를 보자.
늙은이는 언제나 과거의 회상에 매달리고 젊은이들에게 입바른
(?) 얘기만 늘어놓기 일쑤다. 젊은이들은 무엇이 옳은지 몰라서 못
하는 것이 아니라 아는 데도 능력과 여건이 따라주지 않아 못하는
것일 뿐이다. 가뜩이나 뜻대로 되지 않아 스트레스를 받고 있는데
자꾸 약점을 지적하니 좋아할 리가 없다. 늙은이 자신도 과거에 바
르게만 행동하지 않았을 것이고 지금까지의 성과도 자신의 의지와
노력에 의한 것이기보다는 운(運)과 주변의 도움을 받아 이루어진
것임을 인정해야 한다. 젊은이의 입장을 고려한다면 그들끼리의 사
회생활에서 특별히 모나거나 어긋나지 않으면 그냥 지켜보아 주어
야 한다. 자신이 경험했던 부분만이 옳다고 주장하는 것은 어리석은
일이고 자신이 겪은 삶이 인간사의 전부인 양 이야기하는 것도 지극
한 모순이다. 자신이 경험하고 행동했던 일들은 세상사에서 극히 작
은 일부분에 지나지 않았음을 알아야 한다.
불과 얼마 전까지만 해도 자식들은 수시로 부모 앞에 꿇어앉아
지겹도록 훈계를 들어야 했으나 작금에 이르러서는 찾아보기 어려
운 일이 되었다. 복잡다단하게 세분되고 급격한 변화를 겪는 디지털
사회에서 부모의 낡은 지식과 사고방식으로 자녀의 인생과 진로를
지도하는 것이 현실적으로 불가능해졌기 때문이다. 결국 자녀의 앞
날은 자녀 스스로 결정하여 나아가야 하고 자녀 자신의 주위 환경과

세태의 변화에 따를 수밖에 없음을 인식했기 때문일 것이다. 노인이 되어 지켜야 할 목록 중에는 7가지의 Up(7Up)이 있는데, 이 중에는 셧업(Shut Up)의 항목이 있다. 입을 다물고 젊은이들에게 잔소리하지 말라는 의미이다. 여기서도 자신의 생각과 판단으로만 행동하지 말고 상대 즉 아랫사람의 입장에서 생각해야 한다는 것이니 이 또한 '상대성'을 인정하는 사고방식으로 노년을 살아가야 한다는 이야기이다.

젊은이들 역시, 직장, 동호회 등의 사회생활에서 항상 상대편의 입장과 상황을 이해하고 배려해 줌으로써 이해와 존경을 받을 수 있다. 반대로 자신의 이익과 입장만을 고집하면 외톨이가 되고 도움을 받지 못하여 낙오될 수밖에 없어 결과적으로는 손해가 발생한다. '상대적' 개념을 잊지 말아야 하는 것이다.

의학적인 측면에서 의자(醫者)와 환자(患者)의 관계에서도 상대를 배려하고 입장을 이해하는 것이 중요하다. 치료에 있어 의자(혹은 의사)는 주체이고 환자는 객체이므로 당연히 의자가 주가 되는 것으로 인식한다. 이는 절대적인 개념에서의 해석이며 일면 당연한 것처럼 보인다.

앞서 부부간의 다툼이나 늙은이와 젊은이의 예에서 보듯 각자는 자신이 더 잘 알고 통달한 것처럼 느끼지만, 실제로는 극히 일부분의 영역에서 많지 않은 경험을 한 것에 불과하다. 의자 역시 자신이 많은 공부를 하였으며 폭넓게 경험한 것으로 생각하지만, 이는 착각이며 좁은 분야에서 극히 제한된 경험에 불과하므로 복잡다단한 인체를 샅샅이 알 수는 없다. 인체의 상황과 건강해지는 방법을 잘 아는 자는 의자가 아니라 오히려 환자 자신이다. 단지 현재 처해 있는 상황에서 벗어나려 하나 벗어날 힘(체력)이 없을 뿐이다. 자신의 상황(질병)을 가장 잘 판단하고 있는 환자가 그 상황을 벗어나려 하니 의자는 환자가 벗어날 수 있도록 도움을 주어야지 원론적인 의학 지식만 늘어놓는다면 치료에 도움이 되지 않는 잔소리밖에 되지 않을 것이다. 체력을 길러 주고 병을 견딜 수 있도록 정신적 즐거움을 제공하는 등, 근본적인 도움을 주어야지 진통제, 해열제, 항생제 등의 투여로써 문제점을 단기적 처방으로 해결하려 한다면 환자의 여건을 고려하지 않는 일방적인 진료에 다름 아니다. 환자 스스로 깨우치고 나아갈 수 있는 여건의 조성이 의자의 중요한 역할이다.

앞서 살펴보았듯 동양의학에서 '음양론'은 '상대성'과 '상호성'이 기본이다. 절대적이 아닌 상대적 관점을 견지하고 '의자 중심이 아닌 환자 중심' '강자 중심이 아닌 약자 중심' '과잉이 아닌 부족의 기준'으로 생각하고 판단해야 한다.

이러한 연유로 '음양론'은 '양'의 기준이 아닌 '음'의 기준으로 명명하고 해석한다. '양' 즉, 절대적 개념에 익숙해져 있는 현대인에게는 혼돈이 일어나고 다소 어색한 접근법일 수도 있지만 이를 잘 숙지하여야 건강한 생활을 유지할 수 있다.

2. 음(陰), 양(陽)의 해석

병의 치료와 관련하여 음양론에 쉽게 접근하는 법은 의서(醫書)에서 명명된 '음(陰)'과 '양(陽)'을 바로 부족한 것으로 이해하면 된다. 남성은 '양'이니 기(氣)가 부족한 것이고 여성은 '음'이니 혈(血), 수(水)가 부족한 것으로 해석하는 것이다. 동의학(東醫學) 고서에서도 남성 즉 양은 기가 부족하니 보기제(補氣劑)인 인삼, 백출, 복령, 감초 등이 함유된 '사군자탕' 위주로 처방하고, 여성 즉 음은 혈, 수가 부족한 법이니 당귀, 작약, 숙지황, 천궁 등이 함유된 '사물탕' 위주로 처방하라 하였다.

건강한 자는 '양'이고 환자는 '음'이니 환자는 혈, 수, 진액, 영양 등의 '음'이 부족한 자를 말한다. 질병이 있는 환자의 상태를 '양 유여(有餘) 음 부족(不足)'이라 하는데, 환자는 '음'이며 영양 등이 부족하여 음양의 균형이 흐트러진 것을 말한다.

앞에서 논했던 '사상의학'에서의 음양 및 장부의 이론을 보더라도 '태양인'은 '양'이 태(太)하게(크게) 약한 자를 말한다. 태음인은 '음'이 태(太)하게(크게) 약한 자를 말한다. 마찬가지로 소양인은 '양'이 소(小)하게(약간) 약한 자를 말하고 소음인은 '음'이 소(小)하게 약한 자를 말한다.

즉 태양인은 '양'이 크게 약해 복부가 냉하고 설사하기 쉬우며 고집이 무척 강한 체질이다. 태음인은 '음'이 약하고 부족하여 피부가 건조하고 변비가 생기기 쉬운 체질을 갖고 있다. 태음인도 태양인과 마찬가지로 고집이 세고 뚝심이 있으며 겉으로 이런 성향을 쉽게 드러낸다. 반면 태양인은 기(氣)가 약해 밖으로는 고집을 내세우지 않아 남들에게는 성격이 좋은 것처럼 비치지만, 속으로는 고집에 무척 세고 아무도 말릴 수 없을 정도이다.

소양인은 양이 약간 약해 소화기능에 부담이 있을 수 있으며 소음인은 음이 약간 약한 관계로 생식기에 이상이 있을 수 있다. 여자의 경우 다산이 힘들고 체력이 약하기 쉽다.

태양인의 '폐대신소(肺大腎小)'의 해석은 즉 폐, 대장의 기능이 많이(大) 약하기 쉬우며 신, 방광의 기능이 약간(小) 약하다는 뜻이다. 실제로 태양인의 경우는 배가 차고 추위를 잘 타며 체력이 약한 경우가 많다. 태음인의 '간대폐소(肝大肺小)'는 간의 기능이 약하기 쉬운 체질이며 폐, 대장의 기능이 약간 약하다는 뜻이다. 실제로 태음인의 경우는 간장 질환을 앓는 환자가 많다. 소양인을 비대신소(脾大腎小)라고 하는 것은 비위(脾胃)의 기능이 약하기 쉬운 체질이며 신, 방광의 기능이 약간 약하다는 뜻이다. 실제로 비장, 위장 질환의 환자가 많다. 소음인의 '신대비소(腎大脾小)'는 신, 방광의 기능이 많이 약하고 비, 위의 기능이 약간 약하다는 뜻이다.

예를 들어 같은 위장병이 발생하였더라도 태양인은 대장 기능 이상으로 인한 복통일 것이며, 태음인은 간담(肝膽)의 기능 이상 즉 담즙 분비 이상으로 인한 복통, 소양인은 비위의 기능 저하로 인한 복통, 소음인은 신, 방광의 위장 보호액의 분비 저하로 인한 복통이라고 봐야 한다.

여타의 다른 질병의 경우도 증상은 같을지라도 원인은 체질에 따

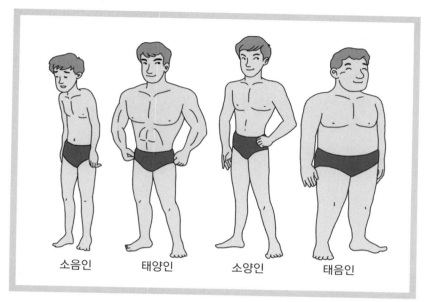

라 다르다는 뜻으로 원인 치료를 행할 경우 이를 참고해야 한다는 것이다.

　이처럼 음, 양과 대, 소의 해석에서 기존의 절대적 개념이 아닌 상대적 즉 환자의 기준으로, 약자의 기준으로, 부족을 기준으로, 마이너스(-)의 기준으로 해석해야 한다는 것이 '상대적' 개념의 이론이다. 이를 단순히 기존 관념으로써 해석해버린다면 착오와 혼돈이 일어난다.

　기존의 거의 모든 책이나 인터넷 사이트를 비롯한 온갖 매체에서는 태양인은 간이 나쁘고, 소양인은 위장 기능은 좋으나 신의 기능이 약하고, 태음인은 간의 기능은 좋으나 폐, 대장의 기능이 약하고, 소음인은 신, 방광의 기능은 좋으나 비, 위의 기능이 약하다고 해석한다. 심지어 지상파나 케이블 방송에 등장하는 소위 의학 전문가라 칭하는 사람들마저도 이런 잘못된 해석을 눈 하나 깜짝하지 않고 쏟아내고 있다. 틀린 해석이 난무하는 데도 이의를 제기하는 사람이 없다. 이제 동양의학이 학문으로서가 아니라 흥미 위주의 시간 때우기 수단으로 변모해버리지 않았나 싶을 정도이다.

3. 오행(五行)의 해석

각 개체가 우주의 일원으로서 존재함에 따라, 타 개체와의 사이에서 특정한 관계를 맺게 되는데 이를 다섯 가지 형태 즉 '목(木)' '화(火)' '토(土)' '금(金)' '수(水)'로 나누어 상생, 상극의 관계를 설명하는 것이 오행론(五行論)이다.

인간도 태어나고 성장하는 단계에서 '오행' 중의 하나에 해당하여 서로 간에 상관관계를 가진다. 이를 오행체질이라 부르고 이제마 선생이『동의수세보원』에서 분류법을 갈파하였다. 각 체질에 따라 각종 음식물, 약물은 물론 각종 물체, 기후 등 모든 것과 호(好), 불호(不好)의 관계를 가진다. 즉 오장 육부를 각각 오행으로 분류하여 명명하고 기타 인간 주위의 모든 물체를 오행으로 분류하여 인간과 장부와의 연관관계에 따라 호(好), 불호(不好)를 판단하고 있다. 음양론과 마찬가지로 '방법론'이므로 잘 숙지하고 상황에 따라 운용하여야 한다.

오행론 역시 음양론처럼 명명되는 곳이 바로 약하고 부족한 곳이니 그곳을 도와주는 것이 치료의 방법이다. 앞에서 언급한 것처럼 부족하고 약한 곳이 더 강조되어 보인다는 것이다. 천평칭(天平秤, 양쪽 끝에 똑같은 저울판을 달고, 한쪽에 달 물건을, 다른 쪽에 추를 놓아 평평하게 하여 물건의 무게를 다는 저울)의 예를 보면 가벼운 쪽이 위로 올라가서 두드러져 보인다. 벼가 익으면 고개를 숙이나 설익었을 때는 꼿꼿하며, 가지 많은 나무에 바람 잘 날 없으며, 빈 수

레가 요란하고, 빈 깡통이 시끄러운 현상을 살펴보면 이해에 도움이 될 것이다.

오행에는 서로 영향을 주고받는 법칙이 있는데 바로 '상생(相生) 관계'와 '상극(相剋) 관계'이다. 나중에 오행론을 본격적으로 설명하는 장에서 자세히 언급하겠지만, 상생 관계란 서로 도움을 주는 관계이며 질병 치료를 위한 약물의 투약과 음식의 섭생 시에 적용하는 법칙이다. 즉 목생화(木生火), 화생토(火生土), 토생금(土生金), 금생수(金生水), 수생목(水生木)이 여기에 해당한다. 이를 '모자(母子) 관계'라고 부르며, 앞의 오행을 '모(母)' 뒤의 오행을 '자(子)'라고 칭한다.

모와 자의 관계는 서로 밀어주고 끌어주는 관계로서 음과 양에 따라 모 또는 자를 보(補)하거나 사(瀉)하여(열을 꺼서) 치료의 목적을 달성한다. 즉 양병(陽病)에는 '모'를 보(補)해 주고 음병(陰病)에는 '자'를 자음(滋陰: 영양, 진액 등의 보충) 또는 사화(瀉火: 열을 끔)하여 치료의 목적을 달성한다.

상극 관계란 목극토(木剋土), 토극수(土剋水), 수극화(水剋火), 화극금(火剋金), 금극목(金克木)이 여기에 해당하며 두 가지를 함께 적용했을 때, 서로 간에 도움을 주거나 득이 되기보다는 실이 더 많은 관계를 뜻한다.

예를 들면 닭고기와 지네는 '상극'이라 칭하며 서로에게 해를 끼친다고 알려져 있다. 닭은 '금'에 속하고 지네는 '목'에 속하여 닭에게는 지네가 상극인 것으로 본다. 이러한 방식으로 체질과 음식 약물

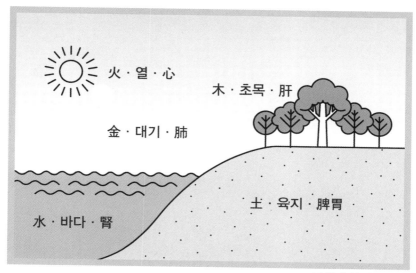

등의 부작용 발현 여부, 효과의 발생 여부 등을 판단한다.

또한 '금' 체질의 사람에게는 '목'에 속하는 비타민C가 맞지 않고 부작용만 나타난다. 비타민C가 무조건 좋다 하나 '금' 체질의 사람에게는 좋은 작용이 나타나는 것이 아니라 부작용이 더 심하게 나타난다. 같은 원리에서 '수' 체질에게는 '화'에 속하는 철분제제 등의 부작용이 심하다.

결론적으로, 음양론에서 얘기한 것처럼 오행론 역시 의학의 상대성을 무시할 수 없어서, 누구에게나 절대적으로 좋은 것은 존재하지 않고 사람의 체질에 따라 다르다는 것을 보여준다.

2

제2장

음양론(陰陽論)

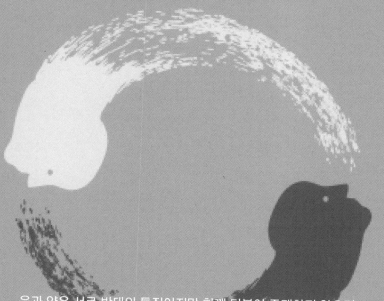

음과 양은 서로 반대의 특질이지만 함께 더불어 존재하지 않으면
안 된다. 음과 양의 불균형이 바로 질병이며 이 차이를 줄여 균형
을 이루어 주는 것이 치료이기 때문이다. 명명되는 쪽이 약하고
부족한 곳이니 이 부분을 보충시켜 주는 것이 치료법이다. 거의
대부분의 경우 '음'이 부족한 상태이다. 따라서 자음(滋陰: 액 보
충)과 사화(瀉火; 열을 끔), 즉 음을 보충해주고 불필요한 열을 제
거하는 것이 치료의 원칙이다.

음양론(陰陽論)

1. 들어가는 말

'음양론'의 기본은 '상대성'과 '상호성'이다. 즉 음과 양은 서로 반대이면서 서로 같이 존재해야만 하는 속성을 지녔다. 또한 인간을 포함한 모든 사물은 '양'이 되기를 선호하나 결국은 '음'이 되는 것처럼 '음극양(陰克陽)' 즉 음이 양을 제어한다는 것이다. 이것이 음양론의 기본이며 전부이고 더 설명이 필요 없을 만큼 간단하다. 더 이상 논할 것 없을 정도로 단순하고 분명해 보여서 어떤 의학서적에서든 한두 마디 기술하고 그냥 넘어간다. 그러나 이를 올바로 알고 적용하는 사람은 극히 드물다.

동양의학의 기본이기 때문에 모든 상황에서 음과 양을 따지고 그에 맞게 적용해야 함에도, 처음 몇 페이지에서만 총론으로 거론한 뒤에는 각론에 들어가면 기본을 유지하려는 노력을 기울이지 않는다. 즉 기본이라고 강조해놓고 그것을 전혀 지키지 않는 것이다. 운동선수들의 경우에도 기본 동작이 무엇보다 중요하다. 어떠한 경우에도 기본 폼을 유지해야 제대로 실력을 발휘할 수 있다.

스포츠든 의학이든 기본에 충실치 않은 접근은 시행착오를 불러일으키고 소기의 성과를 거두기가 어렵다. 의학에서도 기본 이론인 음양을 제대로 이해하면 인간의 체질과 자연환경의 관계를 정확하게 파악할 수 있고, 의약(醫藥) 면에서도 '만병통치'가 가능하게 되어 질병 치료가 쉬워진다.

또한 인간은 소우주로서 '음'임을 잊어서는 안 된다. 작고 힘이 없는 취약한 존재라는 뜻이다. 질병에 걸린 환자는 더더욱 '음'으로 나아간 것이다.

지금까지 누차 설명했지만, 인체에서 음, 양의 호칭은 부족한 곳 즉 도와주어야 할 곳을 칭한다. 남, 여로 호칭되는 음, 양은 물론 모든 부문에서 약한 곳, 부족한 곳을 칭하는 것이다. 인간 자체가 근본적으로 작고 부족하고 약한 존재인 '음'이라는 것을 전제로 하기 때문이다. 음, 양의 이해를 위해 남과 여를 대비시켰지만 인체는 소우주로서, 기본적으로는 모두가 '음'이며 실질적인 '양'은 없음을 인식해야 하며 앞으로 이를 밝혀나갈 것이다.

마이너스(－)를 기준으로(전제로) 하였기에 혼돈이 일어난다.

의서(醫書)에서 호칭하는 곳, 규정하는 곳이 강한 쪽이라고 생각하는 관행부터 바로잡아야 한다. 즉 음이라고 규정하면 음이 강한 것으로 생각하고, 양이라고 하면 양이 강한 쪽을 일컫는 것으로 생각하는 점이 혼란을 가중시키는데, 이것이 잘못이라는 것을 깨달아야 한다.

인간, 질병, 환자가 모두 '음'이라고 한 것은 '음 부족'을 일컫는 것이기에 당연히 '음' 즉 영양, 진액, 호르몬 등을 보충해 주어야 한다. 음의 물질인 영양, 진액, 호르몬 등은 냉성 물질이니 열을 내리고 질병의 증상을 제거하여, 회복력을 높여 질병을 치료해준다. 반면 술, 담배 등은 양의 물질로서 열을 높여주는 물질이니 음인 질병의 치료에 역행한다. 다만 인간이 양을 추구하는 관계로 순간적인 평안을 위해 탐닉하게 되나 장기적으로는 음양의 원리에 어긋난다. 그리하여 술, 담배 등이 해롭다는 것이다. 시중에 많이 유통되는 인스턴트 음식, 음료, 기호 식품 등에는 '양'의 물질인 양념, 당류, 향료 등을 다량 가미하여 '양'을 탐하고 추구하는 인간의 속성을 이용한 판매의 전략일 것이다. 나이가 들어가면 즉 '음'이 되어가면 차츰 이러한 음식의 섭취를 줄이게 되며 섭취 시에는 몸에 부담을 느낀다.

동양의학은 바로 '음'을 우선시하고 '음'을 통해 '양'을 조절, 통제, 부양시키는 '음' 위주의 학문이다. 질병의 증상인 통증, 열 등은 '양'이지만 이를 제어하는 것은 '음'의 물질인 '고한제(苦寒劑, 쓰고 차가운 성질의 약품)'이다. 굳이 철학적으로 얘기하자면 '음'을 통하여 '양'을 강하고 건실하게 할 수 있고, 음극양(陰克陽)으로서 음이 양을

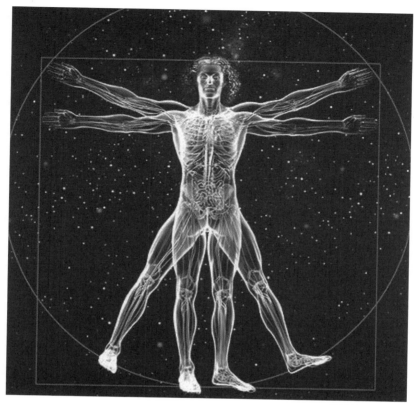

인간은 소우주다

제어하는 것이니 음을 통하지 아니하고서는 양을 건실하게 하기 어렵다는 것이다. 이 점이 바로 음극양의 이론이며 음, 양의 상대성과 상생성이다. 즉 음과 양은 서로 반대의 속성을 지니고 있지만 합쳐지지 않으면 안 되는 상생의 관계를 지향하는 것이다.

동양의학이 '음' 위주의 학문이며 '음' 위주의 진단과 치료가 기본이 되어야 하는 근거는 인체는 아주 미미한 소우주(小宇宙)이기 때문이다. 광활한 우주의 아주 작은 공간에 속해 있는 미약한 존재에 불과한 인간은 근본적으로 '양'이 될 수 없다는 뜻이다. 우리가 현미경을 통해 미생물을 관찰하면 아주 작은 범위 내에서 움직이고 활동한다. 이들은 나름대로의 영역에서 열심히, 활발하게 행동하며 생로병사의 섭생을 하고 있으나 우리가 보기에는 아주 약하고 볼품이 없다. 인간의 모든 활동도 대우주의 관점에서 보면 미생물보다 더 작은 미미한 움직임에 지나지 않을 것이다. 이러한 관점에서 인간은 기본적으로 작고 여린 '음'이라는 사실을 인식하는 것이 동양의학의 출발점이다.

2. 기본적인 이해의 오류

1) 명명의 오류

절대적 개념에서 남자는 양(陽)이고, 여자는 음(陰)이라 함은, 남성이 여성보다 더 체력이 강하고, 힘이 세고, 체력이 더 강하다는 의미이다.

그러나 원인 분석, 판단, 치료의 세부적 사항에서는 인체는 소우주로서 부족, 약함, 배려의 관점에서 판단하는 것이므로 남자는 '양'이 부족하고 여자는 '음'이 부족하다는 뜻이다. 앞에서 얘기했듯 상대적인 의미에서 남성이 체력적으로 여성보다 강하다는 것이지, 남성이 양이므로 반드시 강하다는 이야기는 성립하지 않는다.

동양의학을 공부해 본 사람이라면 남성은 보양제인 사군자탕 위주로 처방하고 여성은 보혈제, 보음제인 '사물탕' 우주로 처방한다는 내용을 접했을 것이다. 이를 정확히 이해하면 우리가 '음' '양' 자체의 해석을 틀리게 하였음을 알 수 있다. 남성은 양, 즉 기(氣)가 약하므로 '보기제'인 사군자탕 위주로 처방해야 하고, 여성은 음, 즉 혈(血)이 약하므로 '보혈제'인 사물탕 위주로 처방하라고 한 것이기 때문이다.

남성은 하체(陰)에 비해 상체(陽)가 크고, 여성은 상체(陽)에 비해 하체(陰)가 크다 함은 남성은 양(陽)이 약하고 여성은 음(陰)이 약하다는 뜻으로 해석해야 한다. 음양론의 해석은 크고 강해 보이는 쪽이 바로 약하고 부족한 곳이라는 것이다. 인체의 음양 명명은 음 즉 마이너스(-)가 전제된 상태에서의 명명이기 때문이다. 크기 때문에 그만큼 더 필요하다는 뜻이다.

그러함에도 거의 대다수 동양의학의 각종 서적과 전공 학자들이 '음' '양'을 혼돈하여 설파함으로써 차라리 모르니만도 못할 지경에 이르고 말았다.

다시 한 번 강조하고자 한다. 음양의 호칭은 크고 강한 것처럼 보이는 곳을 명명하는 것이나 이는 강하다는 것이 아니라 '약하고 부족하다'는 것을 나타낸다. 인체는 음이므로 약하고 부족한 인간이 '거짓(陰)으로 행동하고 도움을 청하기 위해 부족한 부분을 강조(?)'하는 방법의 하나인지도 모른다.

2) 명명의 오류로 인한 해석 잘못

근대 이후 맹목적인 사대사상 등이 원인이었을 수도 있지만 무분별하고 무차별적인 서양의 사상과 문물의 인입(引入)은 동양의학의 몰락을 재촉하게 되었다. 근근이 우리의 것을 지켜오던 사람들마저도 이에 동화되어 서양과학식으로 동양과학을 해석함으로써 동양도 서양도 아닌 정체 불명의 학문으로 전락하여버리지 않았나 싶다.

대표적인 예가 이제마 선생의 '사상의학'을 잘못 이해한 것이다. '태양인'은 '양'이 크고 강한 것으로 해석하여 체형, 골격 등이 크고 강한 것으로 해석하였다. 그리하여 강한 체격과 불같은 성격을 지닌 사람으로 분류되어 1만 명 중 2, 3인밖에 없는 드문 체질이라고 설명했다. 즉 체격이 크고 경부가 커 저돌적으로 생긴 사람을 일컬은 것이다.

올바른 해석은 다음과 같다.

'태양인'이란 '양'이 태(太)한(큰) 사람이라는 뜻이 아니라 '양'이 태하게(크게) 부족하고 약한 사람이라는 뜻이다. 따라서 태양인을 골격만으로 논해서는 안 된다.

또 태양인의 장부적 특징을 '폐대간소(肺大肝小)'라 하였다. 이역시 해석상 큰 잘못이 있었다. 폐대간소라 함은 굳이 따지자면 폐, 대장의 기능이 많이 약하고 간의 기능은 덜 약하다는 뜻이다. 그런데 이를 폐는 강하고 간은 약하다라고 해석하니 오류가 발생하였다.

폐가 강하고 간이 약하면 알기 쉽게 '폐강간약'이라 했을 것이다. 그런데 '폐대간소'라고 표기한 이유는 강한 장부는 있을 수 없고, 음, 양의 해석을 올바로 행하라는 뜻일 터이다. 그러나 후학들이 아무런 생각 없이 쉽게 강약으로만 해석해 버림으로써 이제마 선생의 뜻을 잘못 이해하였으며, 일반인에 대해서는 거짓말을 하고 만 셈이 되었다.

실제로 태양인은 폐, 대장의 기능이 약하고 부족하기 쉬워 배가 냉하고 배변의 기능이 약한 경우가 많다. 추후에 다시 논하겠지만 태양인은 오운육기(五運六氣)상 족태양경(足太陽經)에 속하여 태양인으로 분류되며 '오행'상 '수(水)'로 표현된다.

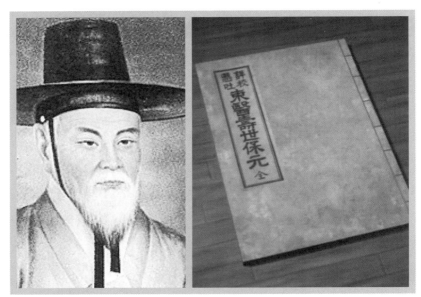
이제마 선생의 초상과 『동의수세보원』

　이처럼 동양의학의 근본인 '음양'과 '대소'도 정확하게 이해하지 못하는 바람에, 『동의수세보원』에 나타난 이제마 선생이 주창한 사상의학(四象醫學)의 본뜻을 올바르게 이해하지 못하여 선생이 추구했던 건강 장수의 삶을 실현하지 못하고 있다고 필자는 믿는다.

3. 절대적 개념과 상대적 개념의 음, 양

이쯤에서 독자들은 많은 혼란을 느낄 수 있다. 기존에 우리가 알고 있던 개념과는 정반대로 이야기가 전개되고 있기 때문이다. 심지어는 짜증이 나며 책을 덮어버리고 싶은 마음마저 생길지도 모른다.

우리가 지금까지 알고 이해했던 이론은 '절대적' 개념하에서의 '음양'이었다. 이 개념 또한 맞는 이론임에 틀림이 없다. 즉 '양'은 강하고 바르고 옳으며 힘이 세며 책임감이 강하다. 반대로 '음'은 약하고 부드럽고 유연하며 의지하려 하고 어딘가에 귀속되는 성향이다.

이 같은 관점에서 남성은 '양'이며 힘이 세며 대표성을 지닌다. 여성은 '음'이며 약하지만 부드럽고 유연하며 남성에게 의지하고자 한다. 위는 '양'이고 아래는 '음'이며 같은 원리로 남과 북, 동과 서, 우와 좌, 정과 부, 옳고 그름을 음양으로 구분하는 것은 어렵지 않다. 체격이 큰 자는 작은 자보다 힘이 세고 강하다. 운동 경기에서 체격이 큰 경우와 작은 경우는 비교할 수 없을 정도로 많은 차이가 나는 것이 사실이다.

절대적 개념하에서의 '음양'은 우리에게 익숙해져 있어 이는 받아들이기가 어렵지 않다. 하지만 지금껏 힘주어 설명한 것처럼 동양의학에서의 '음양론'은 '상대적'이라 하였다. 절대적 즉 전체적인 판단으로서 '음' '양'이 아닌 개별적, 국지적인 판단에서의 '음' '양'이다. 전체적인 판단에서 남성은 '양'은 힘이 세며 강하고 책임을 진다.

하지만 동양의학에서 각각의 남성은 소우주 즉 작고 약한 존재인 인간이기에 '양'이 될 수 없고 '음'일 뿐이라는 것이다. 여성 또한 같은 이치로서 '음'일 뿐이다. 즉 의학적 개념은 전체적, 절대적 개념이 아니라 개별적, 상대적인 기준에서의 판단이므로, 인체는 소우주로서 작고 약한 존재이므로, 결코 '양'이 될 수 없다는 것이다.

음(陰)이란 마이너스(－)이니 절대량이 크면 클수록 부족이 심해진다. 헤비급의 건장한 체격의 사람일지라도 자체 내에서는 과부족이 있으므로 환자일 것이며 큰 쪽이 더 부족하고 약할 것이다. 그 사람이 '폐대간소'형의 체질이면 '폐'가 더 약하다는 뜻이며 '간대폐소'형의 체질이라면 '간'이 더 약하다는 뜻이다.

다시 한 번 말하자면, 동양의학에서 '음양론'을 '상대적'이라고 하는 원리를 깨우치면 '음'을 기준으로 해야 한다는 것을 알 수 있다. 전체적, 절대적 판단이 아닌 환자 개개인에 대한 판단이기 때문이다. 인간 개개인은 절대 '양'이 될 수 없으며 '음'이다.

또 하나 의자(醫者)가 간과해서는 안 될 '음양론'이 있다.

치료의 주체는 환자 자신이며, 동양의학의 기본은 환자 스스로의 치료이기에, 기준은 '양'이 아닌 '음'이어야 한다는 것이다. '음'을 기준으로 하기 때문에 의자가 아닌 환자가 주가 되어야 한다는 것은 바로 '증치(症治, 증상에 따라 치료하는 대증요법)'를 지양해야 한다는 이론으로도 연결될 것이다.

4. 남녀(男女)를 통한 음양의 이해

1) 나이에 따른 남녀 인체의 변화

남성은 8년을 주기로 변화하고 여성은 7년을 주기로 인체의 상태가 변화한다. 인생을 약 60년으로 계산하였을 때 최고조에 달하는 시기는 남성은 32세(8×4), 여성은 28세(7×4)라 한다.

0세로부터 60세까지 포물선을 그려보면, 남성은 32세, 여성은 28세에 최고조에 이른다. 남성은 32세, 여성은 28세가 넘으면 포물선의 내리막에 해당된다.

음양론으로 따지면 남성보다는 여성이 음(陰)이기에 수명이 짧을 수밖에 없다. 단지 남성이 바깥 일과 험한 일을 담당하며 책임을 지기 때문에, 가볍고 활달한 성격으로 사고를 많이 당할 수 있기 때문에 평균 수명은 더 짧다.

여성이 남성에 비해 정신 연령이 높다는 것이 통설이다. 당연한 이야기이다. 여성은 음이기에 빨리 성장하고 그래서 빨리 늙기 때문이다.

이론적으로 여성은 14세(7×2)에 생리를 시작하여 자녀를 생산할 수 있는 나이가 된다. 남성은 16세(8×2)에 정자가 생성되기 시작한다. 요즈음은 더욱 빨라졌지만, 이론적으로는 사춘기의 시작이 여성 14세, 남성 16세이다. 빨라졌다는 것은 역으로 빨리 성숙한다는 것, 즉 늙는다는 것이니 현대에 이르러 더욱 '음(陰)'화 되었다는 뜻이다.

이론적으로 결혼의 적정 연령은 여성 21세(7×3), 남성 24세(8×3)인데, 이때가 체력적으로 거의 최고조에 이르는 시점이다. 라이프 사이클의 포물선의 윗부분에 해당하는 여성 35세(7×5) 남성 40세(8×5)까지가 인생의 황금기로 구분할 수 있다.

사람에 따라 차이가 있을 수 있으나 여성은 49세(7×7)에 생리가 그쳐 여성으로서 기능이 없어지며, 남성은 56세(8×7)에 정자의 생산 능력이 극도로 약해진다. 요즈음은 여성 호르몬제나 발기부전 치료제 등으로 생식 기능의 유효기간을 연장시킨다.

발기가 안 되는 것, 애액이 부족한 것은 음(진액, 호르몬 등)이 부족하니 더 이상 생산활동을 멈추는 것이 좋다는 자연의 섭리이지만, 인간의 욕심은 끝이 없어 이러한 섭리를 거스르기 마련이다.

2) 남녀의 음양 구분

동양의학의 계승과 발전을 위해서는 필연적으로 확실한 인식을 해야 할 '음양'의 이해를 위해, 누구나 다 아는 남녀의 이야기를 통해 음양의 이해를 돕고자 한다. 설명 도중에 여성이 부정적으로 표현되거나 바람직하지 않게 묘사되는 경우가 있을 수 있다. 이는 여성은 음(陰)으로서 거짓, 악, 무능, 더러움 등을 상징하므로 남성(陽)과 비교하는 과정에서 나오는 말이지, 여성을 비하하거나 나쁘게 말하려는 것이 아님을 미리 밝힌다. 학술적 접근을 위한 것 때문이지 차별하려는 의도가 있는 것은 아니다.

반대로 표현되는 남성(陽)도 근본적으로는 '음'이므로 지극히 작은 차이에서 음과 양으로 구분되는 것이지 절대적인 '양'이 아님을 밝혀 둔다. '양'이라는 남성 역시 근본은 '음'인 여성의 몸(체, 음)에서 나온 것을 부정할 수 없는 사실이다. 여성의 몸(陰)의 일부를 떼어내서 만들어진 존재인 것이다.

필자 역시 남성(陽)이지만 근본은 음(陰)으로서 약하고, 무능하고, 사악하고, 혼자서는 살지 못하고 항상 가족, 친구, 사회적 구성원, 더 크게는 국가에 의존하고 그들의 도움으로 겨우 살아가는 아주 나약한 존재임을 고백한다. 그러면서도 똑똑한(陽) 체하고, 유능하여 혼자서도 능히 잘 살고, 남들을 돕는 것처럼(陽) 생각하고, 나이가 들어 노인(陰)이 되어감에도 여성을 탐(?)할 능력이 있는 줄 알고 눈을 돌리니, 잘못되어도 아주 잘못된 생각으로 살고 있다. 이게 바로 거짓(陰)이며 착각(陰)이며 오산(陰)이 아니겠는가?

이러한 오산을 밥 먹듯 하는 인간이니 이게 바로 음(거짓, 착각)이다.

기본적으로 대자연(陽)을 닮은 소우주인 인간은 음(陰)의 존재이다. 음이란 부족함을 뜻하고 보호를 받아야 하는 존재인데, 어리석은 인간은 이를 강(陽)한 것으로 판단하고 오히려 더 크게 보이고 이를 더욱 강조한다. 크고 강해 보인다고 강조하는 쪽이 오히려 약하고 보호를 받아야 하는 곳임을 알아야 한다. 이 점을 혼동하고 스스로도 이러한 방향으로 속고 착각하는 것이 인간이다. 이러한 연유로도 인간을 '음'이라 하는 것일 것이다.

모름지기 의자(醫者)라면 음양의 기준을 올바로 판단해야만 환자를 치료할 수 있을 것이다.

음극양(陰克陽)-음이 양을 지배한다

인간을 포함한 모든 생물체는 양(陽) 즉 수컷(男)이 되기를 원한다. 특히 남자든 여자든 인간은 기본적으로는 '음'이므로 항상 약하고 부족한 상태에 놓여 있다.

어릴 적부터 남성과 여성은 본능적으로 차이가 있다. 남성은 무뚝뚝하고 용맹성을 자랑하는 데 반해 여성은 애교스럽고 부드러운 성향을 나타낸다. 남자아이는 총, 칼, 자동차 등 동적인 장난감을 여자아이는 인형, 옷 등 부드럽고 정적인 물품을 선호한다. 남자아이는 목적을 이루기 위해 떼를 쓰고 억지를 부리는 등 힘, 완력을 사용하지만, 여자아이는 애교를 부리거나, 눈물로 소기의 목적을 달성하려 한다. 특히 이때 흘리는 닭똥 같은 눈물과 목적 달성 후 1, 2초 만에 환한 웃음으로의 변화는 연극(거짓, 陰)의 극치이다. 그리하여 여성의 마음(陰)은 여성 자신도 모르고 신(神)도 모른다 하였다.

여성뿐만 아니라 인간은 음이므로 곧잘 거짓(陰, 연극)을 추구한다. 따라서 세상살이가 거짓과 그릇된 이론으로 가득 차게 마련이다. 또한 허약하며 부족한 고로 여유와 배려가 부족하고 콤플렉스가 심하다.

여성은 남성보다 더 부족하기 때문에(陰的 요소가 강하기 때문에) 콤플렉스 면에서 남성보다 훨씬 심하다. 따라서 사춘기를 지나며 남녀가 사랑하거나 교분을 맺을 때, 남성은 이 점에 많은 신경을 써야 한다. 여성을 무조건 받들고, 칭찬하고, 져주어야지 이기려 한

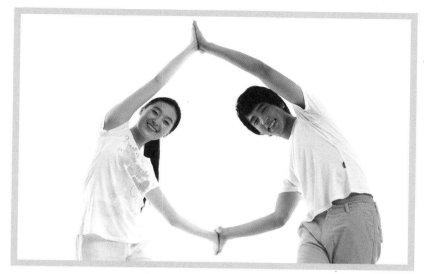

남성과 여성은 상대를 배려해야 상생관계를 만들 수 있다

다든지, 배려하지 않는다든지, 설교나 훈계를 하려 들면 여성은 무조건 돌아서고 만다. 옳다고 하고, 좋다고 하고, 칭찬만 하는 것이 훨씬 다루기 쉽다.

남성이 여성보다 못하거나 힘이 부족하지는 않지만, 여성을 이기는 남성은 있을 수 없다. 음극양(陰克陽)이라 하여 양(男)은 음(女)보다 강하지만 음(女)에 의해서 조정되어는 까닭이다.

남녀의 상생

남녀를 불문하고 중년, 노년의 시대에 접어들면, 더욱더 음(陰)하게(늙게) 된다.

남성도 체력이 약해지고 콤플렉스가 심해지면, 화려했던 자신의 옛 시절만 기억하고 얘기한다. 여성은 약해진 남성을 억누르며 자신은 아직 건재함을 과시하려 한다. 이 시점에서 중요한 것은 전통적인 가정에서 여성(陰)의 지위는 남편(陽)의 지위와 행동에 의한 부산물이지 자신의 역할에 의한 지위 확보가 아님을 알아야 한다. 이러한 관점에서 여성이 알아야 할 것은 남성(陽)이란 여성(陰)에 비해 양(마음)이 약한 존재이므로 남성에게 칭찬하고 기를 살려주어야지 윽박지르면 안 되고, 남성을 무시하여서 자신이 올라간다는 것은 어불성설임을 알아야 한다.

남성과 여성은 음양의 법칙처럼 상대와 상생임을 명심하여 서로 아끼고 도와야 한다. 다만 남자가 여자보다는 상대적으로 더 강하다는 뜻으로서 남성=양, 여성=음이라고 하는 것이다. 근본적으로는 모두가 음(陰)(부족, 약함, 거짓)이기에 속마음과 다르게 행동하고 표현한다. 여성이 부족함, 모자람, 약함을 느끼고 콤플렉스를 잘 갖는 데 비해 남성은 우월감, 강함을 느끼고 함부로 행동하려 한다.

여성은 자신을 보호해주고 챙겨주는 사람에게 호감을 가지고 애교를 통해 의지하지만, 남성은 무뚝뚝하고 독선적이다. 남성은 자신을 인정해주는 사람에게 목숨(陽)을 바치지만 여성은 자신을 사랑해주는 사람에게 몸(陰)을 바친다.

그렇다면 남과 여 중에 어느 쪽이 더 똑똑할까?

인간은 기본적으로는 음 부족인바, 여성은 이를 잘 받아들여 행동하나 남성은 자신이 강한 존재인 줄 알고 양처럼 행세하니 잘못된 처세다. 대체로 인간은 양(성공)을 추구하지만 성공의 확률은 너무나 낮다. 그리하여 남성의 삶은 대부분 험난하고 피곤한 데 비해 자신이 음임을 알고 있는 여성은 그나마 삶이 덜 험난하다. 실제로는 음인 남성이 자신이 양인 줄 알고 대자연(양) 및 자연의 이치를 거스르려 하기 때문이다. 동양의학은 물론 동양과학의 기본이 바로 대자연에의 순응이며, 대자연의 순환에 함께 움직이는 '음'임을 자각해야 하는 것이다. 동양의학의 기본은 바로 '음(부족)'을 보충하여 음과 양의 균형을 맞추는 것이 전부라고 해도 과언이 아니다.

현대를 말세라고 하는 사람이 많다. 환경이 파괴되고, 도덕은 땅에 떨어지고, 비정상이 판을 치는 세상이라는 것이다.

말세란 음(陰)이니 음이 부족한 것이며 양(남성, 정의 등)은 점차 줄어들고 위축되는 데 반해 음(여성, 불의, 꼼수)의 위력은 더 강해진다. 남성의 위상은 갈수록 낮아지고 여성의 지위나 욕구 등은 날로 증가한다. 이 또한 비정상이니 고쳐져야 할 텐데 쉽지 않다. 음이 양을 제어(陰克陽)하는 것이니 오염 환경의 정화, 도덕성 정립을 통하여 음 스스로 변화하면 모를까 인위적으로는 고치기가 힘들다.

여성(陰)에 문제점이 많으니 여성들의 변화가 중요하다. 물론 남성도 근본적으로는 음이므로 잘못되기 쉬우나 음양론으로써 굳이 따지자면 여성 쪽의 역할에 더 무게를 두어야 한다는 뜻이다. 이러한 연유로도 현대인의 질병은 음병(陰病: 음, 영양, 진액 등의 부족)임을 알아야 한다.

여기에 바로 반론이 나올 수 있다. '요즈음 물질문명이 발달하고, 소득수준이 높아져 굶는 사람이 없는데 무슨 영양 부족, 진액 부족이 말이 되는 소리인가?' 하는 것이다.

그런데 요즈음의 음식은 대부분이 인공적으로 제조된 음식이다. 각종 인스턴트 식품은 말할 것도 없고 자연식품이라 일컫는 식품들도 온상 재배, 액상 재배, 화학비료 사용 등으로 엄격한 의미의 자연식품은 거의 없다고 해야 할 것이다. 인공사육을 통해 대량생산된 동물성 음식의 위해성은 말할 것도 없고, 저장을 위해 각 가정에도 냉장 심지어 냉동시설까지 필수적으로 갖추고 있으니 영양과 진액이 정상이 아닐 수밖에 없다. 더더욱 유전자 복제를 거쳐 생산되는 제품마저 등장하고 있으니 과연 정상적인 영양 보충, 진액 보충이 가능할 것인지 의문시된다.

음(陰)인 시대가 되어 여성이 주가 되려 하고 여성이 자신의 범주를 넘어 밖의 일, 남편이 해야 할 일에까지 관여하고 좌지우지하려 한다. 부정적인(陰) 인간에게서 더더욱 부정적인 여성(陰)의 역할과 범주가 커진다는 것은 사회가 더욱더 부정적인 형태로 변해가는 결과를 초래한다. 게으른(陰) 인간에게, 더더욱 게으른 여성(陰)에게 냉장고가 제공되니 신선 음식은 없어지고 찬밥과 영양가가 사라진 음식을 먹게 된다. 가뜩이나 음(陰)인 인간은 음(영양) 부족인데 영양이 없어진 음식만 먹으니 음식 섭취량이 많은들 무슨 소용이 있겠는가?

냉(冷)이란 즉 음(한기, 추위)은 음(영양, 진액, 호르몬)의 소모를 필요로 하는 것이므로 저장 기간에 순수한, 진짜의 음(영양, 진액 등)은 우선적으로 소모되어 버리고 인간은 찌꺼기의 음(영양)을 먹는 것에 불과하다. 중고 자동차의 매매에서 연식이 매우 중요한 고려 요소의 하나가 되듯, 음식도 냉한 기간, 즉 냉장 기간을 얼마나 지났느냐에 따라 노후화의 진행 정도가 비례한다.

사람도 겨울을 지내기가 힘이 들고 겨울을 지남에 따라, 밤을 지남에 따라 에너지를 많이 소모하고 늙어간다. 그만큼 한랭(寒冷)한 기운(陰)이 질병을 일으키고 노화를 촉진한다. 한랭의 기운이 노화를 일으키는데 인간은 여름철에도 에어컨을 탐하고, 겨울에 내복을 입지 않는 것을 상례화하고, 여름철 밤에 문을 열어놓고 자며, 밀폐된 방에서 자는 대신 응접실에서 자는 등 냉함, 즉 시원함(陰)을 탐함으로써 몸을 상하게 한다.

음(陰)을 탐하는 것은 인체의 건강에 영향을 주는 것은 물론 남자의 운명을 바꿀 수도 있다. 범죄와 질병의 이면에는 항상 돈(陰)과 여자(陰)가 게재되어 있음을 명심해야 한다. 기후의 음(한랭)과 여성(陰)은 양(건강, 男)을 망가뜨리기도 하는 것이다.

인체의 구조를 통한 음양 구분

동양은 양(陽), 서양은 음(陰)이라고 할 수 있다. 서양인은 동양인에 비해 음이므로 동양인에 비해 하체(陰)가 더 크고 길다. 따라서 서양 여성이 동양 여성보다 더 날씬하고 몸매가 좋다. 현대가 서양의 속성인 음 중심의 시대이기에 미의 기준도 서양 위주로 되어있다. 상체와 하체의 음양 비율을 보면 여성은 음이므로 하체(엉덩이 포함)가 더 크며, 골반 자체가 벌어져 있는데 남성은 반대이다.

좌우(左右)의 음양 비율을 보자.

좌(左)는 음, 우(右)는 양인데, 인간은 근본적으로 '음'이기에 크기는 좌측이 우측보다 더 크다. 젖가슴을 보면 좌우 대칭이 아니며 좌측이 우측보다 더 크다. 남성의 고환(음), 여성의 음순(음) 역시 좌측이 우측보다 더 크다.

어깨의 높낮이도 왼쪽이 더 높다. 가방을 오른손으로 들고 다녀 왼쪽이 더 높다고 한다. 옛날 사람은 그렇다 치고 배낭을 메고 다니는 요즈음의 젊은이들도 왼쪽이 더 높은데, 이것은 어떻게 설명할 것인가?

이처럼 완전한 상하좌우의 균형은 있을 수 없으며 이 점이 바로 인간은 부족한 존재며 질병에 걸리는 요인 중의 하나이다. 인간이 음이라 함은 영양, 진액, 호르몬 등의 음 부족을 말하며 부족한 쪽이 더 크고 강조됨은 이미 밝힌 바와 같다.

인체의 구조를 상하(上下)로 나누어 살펴보자.

상하의 음양 구분을 말하자면, 상체는 양이고 하체는 음이다. 하체는 '음'이므로 상체보다는 더 약하고 고장(?)이 잦을 수밖에 없으며 여성의 경우 하체의 비율이 더 크므로 아래쪽 즉 생식기 질환, 방광 질환, 관절염 등의 질환이 더 많다.

심리 상태를 보더라도 여성이 남성보다 더 악(陰)하고 콤플렉스가 강하다. 단지 의지하고픈 사람에게 호감을 얻기 위해 인위적으로 착한 것이지, 내면은 더 악(陰)하다. 연애 시절 여성의 모습이 결혼 후나 노년까지 유지될 것이라고 생각했다면 그 환상은 날이 갈수록 깨어진다.

젊었을 때, 연애할 시절에는 체력적인 뒷받침과 목표를 위해 희생(음)과 애교를 부릴 수 있겠으나 나이가 듦에 따라 남성이 약해지기 시작하면 본성이 나타난다. 여성은 남성에 비해 더 음이므로 핸드백 등 가까운 곳에 음식물을 휴대하고 자주 섭취한다. 따라서 음식물(陰)을 제공해주는 남성을 좋아하며 궁극적으로는 돈(재물)을

	양(陽)	음(陰)
상체와 하체	상체	하체
앞 뒤	앞	뒤
좌 우	우	좌
상체의 구분	등 부위	가슴 부위
하체의 구분	앞	뒤
머리의 구분	뒷머리	윗머리
다리의 구분	앞	뒤
팔의 구분	바깥	안쪽

인체 구조의 음양 분류

많이 벌어다 주는 남성을 좋아한다. 남성이 먹잇감 사냥을 못하게 되면 바로 남성의 지위를 박탈(?)한다. 나이가 들어 돈벌이를 못 하든지, 수입이 없어지면 양으로서의 지위를 완전히 박탈하는 것이다. 여성(陰)이 나이가 듦으로써(陰) 음(나쁨, 사악함)의 성향을 더 띠게 된다. 남성이 남성으로서의 구실 즉 동물적 사냥(?)이 불가능해지면 악하고, 추해지는 것 이상으로 여성의 모습도 추악해진다.

앞에서 언급했던 바와 같이 여성 비하의 의도가 아니라 의학적 접근의 표현이었음 다시 한 번 밝히며 여성 여러분의 양해를 구하는 바이다.

현재와 미래를 놓고 따지자면 현재는 음이고 미래는 양이다. 여성은 현재가 미래보다 더 중요하다. 운전 시 주차의 형태를 보면 여성 운전자는 우선 편한 대로 전방 주차를 하는 데 반해, 남성 운전자는 다음에 나갈 때를 대비하여 후방 주차를 선호한다. 여성은 내일의 1,000원보다는 오늘의 100원이 더 중요하다.

여성은 힘들 때는 우선 쉬는 것을 중요하게 생각하기 때문에 물건이 어질러져 보기 싫고 나중에 정리하기 어려운 것은 뒷전이다. 여성이 겉으로는 우아하고 단아한 것 같지만, 핸드백 속은 무조건 쑤셔 넣고 말기 때문에 정리되지 아니하고 어질러져 있다. 여성을 빗대어 얘기했지만 인간은 전체적으로 '음'이므로 남성도 크게 다르다고 하긴 어렵다. 상대적으로 약간 덜 악하다는 뜻이며 '오십보백보'이다.

결론적으로 크고 강해 보이는 쪽이 약한 곳이므로 남성은 양, 기가 약하다고 하고, 여성은 음, 혈(血), 진액, 영양 등이 부족하다고 보는 것이다. 남녀를 불문하고 음인 인간은, 부족하고 어리석은 인간은 큰 쪽이 강한 쪽인 줄 알고 행동하며 살아간다. '음'임을 인식함이 중요하다. 따라서 '양'을 꿈꾸고 '양'을 향해 나아가는 것이며 이를 강조한다. 이는 인간은 이성을 갖춘 동물이기 때문이다. 끊임없이 진(眞, 참, 옳음), 선(善, 착함), 미(美, 아름다움)를 추구하며 노력한다. 이러함에도 진정한 진, 선, 미는 끝내 이루지는 못한다. 하지만 진, 선, 미 중에서도 제1의 가치로 치는 참(眞)의 삶을 꾸려가기 위해서는 '음'과 '양'의 올바른 이해가 무엇보다 중요하다.

5. 질병의 증상을 통한 음, 양의 이해

1) 감기

발열과 오한의 증상을 나타내는 감기는 상한(傷寒)이라 한다. 오행에서 더 논하겠지만 한기(寒氣, 추위)를 담당하는 신(腎, 水)의 기능이 약해진 것이다. 발열은 양이고, 오한은 음이다. 콧물은 음이고 기침은 양이다. 대부분의 경우 발열과 오한 즉 음과 양이 함께 나타난다.

인간은 음이고, 질병 또한 음이니 그렇다면 신(腎)의 음 즉 영양, 진액, 호르몬의 기능이 추위 또는 신체의 무리로 인해 소모되고 약해져 도움을 청하는 신호라고 볼 수 있다. 열이 나는 증상이지만 그원인은 문자 그대로 상한 즉 한기(추위)에 손상을 입은 것이다. 양즉 발열보다는 음 즉 오한이 우선이다.

오한(惡寒)이란 글자 그대로 추위를 싫어하는 것이고, 치료의 주체는 환자이므로 치료의 수단으로 이불을 덮고 땀을 나게 함으로써 해열을 행해야 한다. '음'을 먼저 치료함으로써 '양' 즉 열을 내려야 하는 것이다. '음극양(陰克陽)'의 이론이다.

오한, 발열의 경우는 장부상(臟腑上)으로는 신(腎), 수(水)의 기능 저하이다. 치료법은 당연히 신, 수의 자음사화(滋陰瀉火) 방법인 '목(木)'의 약물들(자음사화, 고한제)을 사용하여야 한다(水生木). 여기에서 감기의 예방과 치료에 비타민C가 좋다는 이론이 나오는 것이다.

　감기 치료의 방법으로 '귤, 오렌지 등을 섭취하라. 그런 과일에 비타민C가 많이 들어 있다'고 얘기한다. 그런데 이런 방법으로써 치료가 잘 되지 않는 이유는 귤, 오렌지 등에 들어 있는 비타민C는 극히 일부이고 신맛 대부분은 구연산이다. 비슷한 맛이지만 비타민C는 자음사화제이고 구연산은 보기제(補氣劑)로 '양'의 물질이다. 구연산은 양의 물질이고 비타민C는 음의 물질인데 같은 기능을 하리라고 생각하는 것은 잘못이다.

　여하튼 발열 오한에 있어 중요한 점은 취한 즉 따뜻하게 하여 땀을 냄으로써 치료해야 하는데, 요즈음 발열(陽)을 더 우선시하여 이마에 물수건 또는 해열 시트 등을 사용하여 열을 끄려 하는 의자들이 많다.

　그렇게 하면 우선은 바로 열이 내린다. 그러나 얼마 가지 않아 다시 열이 나고 이때의 해열에는 더욱 많은 시간과 노력이 필요해진다. 감기의 치료에 보름 내지 한 달이 소요되는 경우가 비일비재하다. 무리하게 일하며 살아가니 감기에 걸릴 수 있지만 보름, 한 달이 걸린다면 과연 올바른 치료법이었는지 생각해보아야 할 것이다.

　음양의 이론에서 인간은 강한 자가 없고(인간=소우주=음), 음 즉 환자가 우선이고 기준이 되어야 하는바 환자가 원하는 방향으로, 자연 회복력이 요구하는 방향으로 치료함이 옳다. 환자는 춥다고 하는데 의자(醫者)는 자신의 기준으로 열을 직접 끄려 함은 오만이 아닐까 싶다. 인체에서 드러나는 현상만 보고 치료 방향을 결정하는 것은 잘못이다. 음을 기준으로 하여 치료하지 않는 것은 오류이기 때문이다.

감기는 기침, 콧물을 동반하기도 하는데, 기침은 양이고 콧물은 음이다. 기침은 폐, 대장의 기능이 약해져 허열이 발생하는 상태이고 콧물은 폐, 대장의 기능이 약해져 냉한 상태이다.

기침과 콧물은 음과 양의 관계로서 거의 동시에 나타나지만 기준은 콧물이 되어야 한다. 콧물이 난다 함은 냉한 상태이니 몸을 따뜻하게 해야 함은 위에서 설명한 발열, 오한의 경우와 같다.

기침은 양이지만 허열이므로 직접적으로 열을 끄려 해서는 꺼지지 않는다. 폐 대장의 기능을 회복시켜야 하니 신(腎), 수(水)를 자음(滋陰) 강화함이 옳은 방향이다. 그러함에도 콧물 억제제, 진해제 등 폐, 대장의 약물을 사용한다. 이들은 폐열을 끄는 것으로서 결론적으로는 심열(心熱)을 사화(瀉火)하는 결과를 초래한다.

감기약을 복용하면 기운이 축 빠져 늘어지는 경우가 많은데 심열을 끄기 때문이다. 심, 폐의 기능은 강한 자가 없으므로 열을 꺼서는 아니 된다 하였으나 현실적으로는 이 약물들을 사용할 수밖에 없으니 시간이 지나야 낫게 된다.

이러한 연유로 감기에는 약이 없다 하였으나 여타의 질병도 감기와 별반 다르지 않으니 문제이다. 굳이 약을 쓰고자 하면 신, 수를 자음사화하는 약물을 사용해야 하므로 부신피질 호르몬제를 사용해야 한다. 하지만 이 계통의 약물은 약성이 너무 강하여 함부로 사용하면 부작용을 초래할 수도 있다.

또한 감기의 상한(傷寒)을 풀어줄 수 있는 비타민C와 같이 사용해야 하며 농도를 맞추기가 쉽지 않다. 상한(감기)의 원 증상이 아닌 부수 증상이기 때문에 오래 사용할 수도 없다.

2) 변비, 설사

변비는 양이고 설사는 음이다. 음과 양이 동시에 존재하는 것이니 음 즉 설사가 원인이다.

요즈음 변비가 거의 대부분의 여성, 노년의 사람들에게 많으며 이 점이 현대인의 건강에 가장 큰 적 중의 하나이다. 변비 또한 잘못 진단하여 처방하기 쉬운 질병 중 하나이다.

실제의 변비는 양이니 음인 인간에게는 거의 없다. 그럼에도 변비로 고생하는 자가 많다고 한다. 변비가 아닌데 증상만 보고 판단하여 변비라고 하는 것이다.

의학 교과서에서 나오는 변비라 함은 황색의 단단한 변이 항문의 크기보다 커서 나오기 힘이 들고 아래가 꽉 막힌 관계로 위로 열이 올라와 있는 상태를 말한다. 요즈음 변비라고 칭하는 것은 본래는 설사이다. 대장의 힘이 없어 다 밀어내지 못해 남아 있던 변이 오래되어 굳어졌든지, 장의 기능이 약하고 변이 묽어 주사기로 밀어내듯 깨끗이 내보내지 못하고 군데군데 찌꺼기로 남아 있다가 오래되어 굳어진 상태로서 각종 유해가스 등을 배출하는 것을 말한다.

즉 양이 아니고 음인 것이다. 음 부족, 즉 밀어내는 힘이 부족하고 변이 묽음으로써 문제가 되는 것을 어리석게도 변비라 칭하여 설사약을 주니 치료가 불가능하다. 설사 환자를 변비 환자로 판단하고 음을 양이라 하여 오히려 변을 더 묽게 하니 치료될 리가 없고, 그 순간만을 모면하는 것이니 이는 틀린(陰) 치료법이다.

변비나 설사는 증상은 다르지만 '폐, 금'의 병이며 폐, 금의 기력 부족이 원인이다. 음양의 법칙대로 음(설사)과 양(변비)이 동시에 존재하나 음 위주의 치료를 해야 한다. 음 위주의 치료란 음 부족이므로 음 즉 영양식을 많이 먹어 체력을 증진시켜 밀어내는 힘을 길러주어야 한다.

앞의 상한(감기)의 콧물, 기침 항에서 언급한 것처럼 신, 수를 자음사화시킴으로써 폐, 금을 자윤시켜 주어야 하나(金生水) 현실적으로 사용할 약물이 없음은 콧물, 기침 항에서 언급한 바와 같다.

3) 피부병-습진, 아토피, 건선, 완선

피부 질환은 오행 중 금(金)에 해당하는 '폐(肺)'에 열이 발생하여 나타나는 증상이다.

폐, 금(金)은 누구나 강할 수 없는 약한 장부이다. 약하고 부족한 장부에 열이 난다는 것은 실제의 열이 아닌 가짜의 열 즉 허열이다. 폐, 대장의 기능은 강한 자가 없다 하였으니 누구나 다 피부질환을 가지고 있다. 단지 그 정도가 강한가 약한가의 차이가 있을 뿐이다.

피부병의 증상이 발현되어 치료를 하면, 우선은 나은 것처럼 보이지만 인체의 기능이 나빠지면 언제든 다시 재발한다. 완치를 위해서는 올바른 섭생을 통한 체력 증진이 이루어져야 하는데, 증상 제거를 위한 치료는 일시적인 것이다.

습진은 폐, 금의 양이 허해져 피부가 무른 상태이다.

아토피 역시 습진과 비슷한 상태이나 더 심하게 피부가 짓무르고 고통이 심하다.

완선 역시 습진과 비슷하지만 부위가 주로 생식기의 주변인 경우이다.

건선은 냉이 아닌 열(허열)로써 피부의 보호액이 건조한 상태를 말한다. 암보다도 치료가 힘든 질환이며 누구에게나 조금씩은 존재한다.

이들의 증상은 다양하지만 치료는 모두 같은 원리로써 행해야 한다. 체력 부족으로 인한 폐, 금, 피부의 냉습(冷濕)이나 허열로 인한 건조 상태인데, 원인은 '폐, 금'의 음 부족이다. 음 부족으로 떨어진 '폐, 금'의 기력 향상을 위해서는 다음의 치료론에서 상세히 논하겠지만 '자(子)' 부위인 '신, 수'를 자음 또는 사화해야 한다. 그러나 신, 수의 자음 또는 사화를 위한 약물은 앞서 설명했듯 부신피질 스테로이드밖에 없는 상태이다. 따라서 이를 사용할 수밖에 없는 상황이나 이는 완전치 않아 부작용이 심각한 약물이다. 그러므로 '신(腎)'에 작용하는 식품을 선별하여 누구에게나 맞는 부작용이 없는 제품의 개발이 필요하다.

예를 들어 신의 열을 사하는 식품인 소금을 이용하는 것이 하나의 방법이 될 수도 있다. 소금은 식품이지만 과량 복용 시 또는 단독 복용 시 많은 문제점이 있다. 따라서 다른 속성을 가진 약물, 식품들과의 조합으로 부작용을 없앤 후 사용해야 한다.

부신피질 호르몬제도 같은 원리로써 조절해야 하나 현재의 법 테두리에서는 불가능하다. 이것이 현대의약의 딜레마이니 이를 극복할 다른 방법을 찾아야 한다. 즉 부작용 없이 체력을, 면역력을 증진시켜 스스로 치료토록 할 수 있는 만병통치(?) 물질의 필요성이 대두되는 것이다.

4) 관절염, 류마티스, 요통 등

이들의 대부분은 '신(腎), 수(水)'의 이상(異常)에 해당하는 질병이다.

신수의 기능 부족 즉 이들의 역할인 호르몬, 진액, 활액 등의 부족으로 근육과 근육 사이, 뼈와 뼈 사이에 윤활액이 부족한 상태이다. 이 질환들도 통증이 있으니 열이 발생한다고 하지만 다른 병과 마찬가지로 실열이 아닌 허열이 발생한다. 열이 올라 진액, 윤활액 등을 말리니 액체가 자꾸 부족해진다. 허열이란 기능 저하로 인한 가짜의 열이니 당연히 원인 치료를 행해야 하는 것은 위에서 설명한 다른 질병들과 마찬가지이다.

흔히 관절 사이에, 또는 근육 사이에 윤활유를 주입하는 경우가 있는데 당분간은 괜찮아지나 이 또한 생체물질이 아닌 불순물에 속하므로 대사를 통해 밖으로 배출되면 원래의 상태로 돌아가 버린다.

이들도 결국은 '음' '신, 수'의 병이므로 성인병에 속한다. 나이가 들면 '신, 수'의 기능이 약해져 호르몬과 진액이 부족해짐으로써 발생하는 병이니 회춘만이 치료의 방법이다.

　회춘의 방법은 무엇일까? 앞서 논한 바와 같이 체력, 면역력의 증강이며 이를 통하지 않고서는 치료가 불가능하다 할 것이다.

　성인병이라 칭하는 것은 늙음의 병이고 체력, 면역력 부족의 병이니 이를 위해서도 회춘을 할 방법을 새로 발견하거나 만병통치의 제품을 만들어내야 한다.

5) 성인병-고혈압, 당뇨

　나이가 들어 성인이 되면 걸리기 쉬운 질환이라고 해서 성인병이라 하는데, 나이가 듦에 따라 체력, 면역력 등이 떨어진 것을 말한다. 마치 자동차가 오래되면 엔진의 힘이 약해지고 여러 부품이 낡아지듯 인체도 나이가 들면 전반적으로 모든 기능이 약해진다. 이 질환의 원인 역시 노화로서 음 부족 및 신, 수의 기능 약화로 인한 호르몬, 진액 부족이다.

　노화로 인해 약해지는 '음'의 기능을 되돌리기가 쉽지는 않다. '음극양(陰克陽)'의 원리대로 '양'을 제어하는 것은 '음'이지 '양'이 아니기 때문이다.

　임시방편으로 '심(心)'의 '양'을 보하는 칼륨 제제의 고혈압약, 당의 흡수를 제한하는 당뇨약을 사용하지만, 원인이 '음 부족'인 질병을 '양'으로 조절하기에는 무리가 있다. 따라서 의자(醫者)들은 'Not cure, but treatment'라고 하여 치료하는 것이 아니라 관리하는 것이라고 고백한다.

이 성인병의 치료를 위해서도 '신, 수'의 기능을 보강하는 회춘의 방법이 필요하다.

요즈음 회춘약으로 자주 등장하는 제품이 항산화제이다. 늙어가는 것도 산화되어가는 과정이기에 항산화제를 영어로 표기하면 Anti-Oxidant라고도 하지만 Anti-Aging이라고도 표현한다. 글자 그대로 해석하면 더없이 좋은 약물이나 이들도 실험실 즉 in vitro 에서의 효능 효과일 뿐이다.

체내에서 이러한 반응을 나타낼 수 있는 제품의 개발이 있어야한다. 이를 위해서는 음양의 정확한 이해와 오행의 올바른 적용이 필요하다.

6) 위염, 위궤양, 역류성 식도염

요즈음 들어 부쩍 증가하고 있는 질병들이다.

복부는 '비위(脾胃)'에 속하며 음양으로는 '음중지지음'(陰中之至陰)이므로 자신의 능력은 없고 다른 장부의 영향을 받는 부위이다. '음(陰)'이란 수동적이며 그중에서도 지음(至陰) 즉 완전한 음(陰)이라 하였으니 극단적으로 얘기하면 아플 능력마저도 없는 부위이다. 치료를 위해서도 비위를 살피는 것이 아니라 여타 장부의 기능을 살펴야 한다.

이 질환의 경우 비위의 문제가 아니라 '폐, 대장'의 문제인 경우가 대부분이다. 위치가 비, 위 부분이기에 단순히 배나 비위가 아프다 하는 것이지 실제로는 대장의 부위가 아픈 경우이다.

음양의 원리에 따라 큰 곳이 약한 곳이며 탈이 많은 법이다. 복부에 광범위하게 걸쳐 있는 대장의 어느 한 곳에 이상이 있는데 배 부위라 하여 위장이라 하는 것은 음양의 원리에 맞지 않는다. 실제로도 장을 치료해야지 비위에 효과가 있는 약물을 사용하는 것은 일시적으로 증상이 호전될 뿐이며 근본적인 치료는 아니다.

음중지지음(陰中之至陰)이 뜻하듯이 전혀 능동적인 부위가 아니기 때문에 탈이 날 염려도 없으나, 이상이 생겼다면 타 장부의 영향으로 고통을 당하는 것이다. 비위보다 양(陽)인 여타 장부에 문제가 생겨 함께 고통을 당하는 것이다. 앞서 말한 음인 여성의 지위는 남편의 지위와 역할에 따라 달라지는 것과 같다고 할 수 있다.

의학 교과서에 따르면 위궤양의 경우 치료를 해 놓으면 1년 이내에 80% 이상이 재발한다고 한다. 자연 치유율을 제외하면 나았다고 볼 수 없는 수치다.

비위가 낫기 위해서는 다른 장부 모두가 건강해져야 한다. 이런 사실 또한 건강을 위한 만병통치의 물질이 필요한 이유가 될 수 있겠다.

7) 불면증

의외로 불면증 환자가 생각 이상으로 많다.

	양(陽)	음(陰)
원인	젊음	늙음
기후	뜨거움, 더움	차가움, 건조함
계절	봄, 여름	가을, 겨울
현상	기 부족	영양 부족
증세	열, 통증	한기, 오한을 겸한 열, 통증

자연 현상과 질병의 원인

수면이란 낮 동안 움직였던 모든 장부가 휴식을 취하게 해주는 상태이다. 이 상태는 '음'으로서 '음(영양, 진액, 호르몬)'을 축적하고 보충하는 기능을 해서 내일의 생활을 대비할 수 있는 매우 유익한 섭생법 중의 하나이다.

밤에는 지구의 온도가 내려가듯 인체의 체온도 내려가 안정이 되어 수면을 취할 수 있게 되는 것이다. 잠이 들지 못한다든지, 깊은 잠을 자지 못하면 체온의 하강과 더불어 차곡차곡 쌓이고 축적되어야 할 영양, 진액, 호르몬 등의 음이 비축되지 못한다. '음'의 축적이 없으면 내일의 활동에 어려움을 겪는다.

잠을 자지 못한다든지, 숙면을 취하지 못하는 것은 우주의 순환 원리에 따르지 못하고 홀로 적응하지 못하게 되는 것이다. 능력이 부족하고 체력이 약한 인간이 왕따(?)를 당하는 것이라고나 할까.

잠을 자지 못하는 이유는 필요 이상의 열이 발생하여 몸이 안정되지 않는다는 것이고, 체력과 면역력이 약해 허열이 발생한다는 뜻이다. 그리하여 수면제를 먹고 잠을 자는 것은 억지로, 인위적으로 자는 것이기에 체온의 하강이 없어 '음'의 축적과 보충이 올바로 이루어지지 않는다.

　　결국 수면을 올바르게 취한다는 것은 체력, 면역력이 좋아 우주의 순환 방식을 잘 따르고 있다는 의미이다. 따라서 체력과 면역력을 길러주는 자연회복력의 증진만이 불면증에 시달리는 사람들을 위한 치료법이다.

6. 원인 치료는 음양의 원리에 충실해야

각 질병에서 보듯이 증상이 나타나고 고통을 느끼는 것 자체는 '양' 즉 '열(熱)' '통(痛)' 이다. 인체는 음이라 하였으니 완전한 '양'이 나타나기는 불가능하다. 그럼에도 '양' '통' '열'이 나타나는데 특별한 경우(급성, 사고 등)를 제외하고는 진짜(陽)의 열이 아닌 가짜(陰)의 열이다. 가짜(?)의 열, 통이 발생한다면 이에 속아서는 아니 되지 않겠는가? 이에 속지 않는 것이 본치(本治)이며 원인 치료의 시작이다.

원인 치료 즉 본치는 증상이 발현한 원인을 찾아 제거하는 것이다. 그런데 불행하게도 우리에겐 원인 치료의 경험이 거의 없다. 아직도 증상에 의한 치료가 아니면, 약물이나 식품을 사용하거나 거기에 맞는 효능, 효과가 기재되어 있지 않으면 사용 자체를 거부하는 데에 머물고 있을 뿐이다.

또한 본치(원인 치료)는 시간이 오래 걸릴 것이라는 생각에 깊게 경도되어 있다. 그러나 원인 치료를 행해 보면 의외로 빠르게 효과를 볼 수 있으며 인체가 부드러워짐을 느낄 수 있다.

지금까지 살펴본 예에서 알 수 있듯이, 음양의 이론에 따르면 질병의 원인은 대부분이 '폐(肺), 금(金)'의 기능 저하로 인한 체력부족, 면역력 부족에 기인한다. 또한 음 중의 음의 장부인 '신(腎), 수(水)'의 기능 저하도 질환을 유발한다. 경우에 따라 음에 해당되며 항상 사(瀉)해 주어야 하는 장부인 '간(肝), 목(木)'의 기능을 증강시켜 주어야 하기도 한다.

소위 말하는 감기, 피부병, 소화기 계통의 질환이 '폐, 금'의 질환이고 성인병, 관절염 등은 '신, 수'의 질환이다. 즉 대부분의 질환이 '금', '수' 즉 음의 병이다. 음이 부족하고 약함으로써 질병에 걸리는 것이다.

'여성'을 다스리고 조정하기가 힘든 것처럼 '음'을 다스려 증상을 조절하고 치료한다는 것은 매우 어렵다. 마치 여성이 목적을 가지고 하는 연극은 속뜻을 헤아리기 어려운 것과 마찬가지일 것이다.

음 부위인 '폐, 금' 및 '신, 수'의 자음사화(滋陰瀉火)를 통해 체력을 증진시키는 것이 원인 치료의 원칙이다. 하나 인간은 음이어서 능력이 뛰어난 존재가 아니다. 인간이 우주의 복잡다단한 운행 원리를 알 수 없듯 소우주인 인체(陰)를 이해하기란 여간 어려운 일이 아니다.

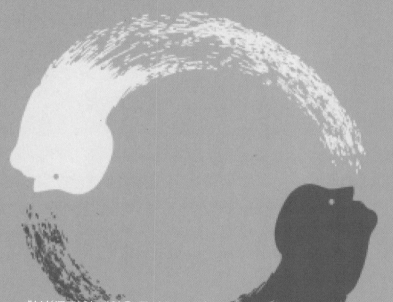

3

제3장
오행론(五行論)

항성(恒星)인 태양을 중심으로 태양의 중력에 의해 달과 지구와 여러 행성들이 존재한다. 이들 중 목성(木星), 화성(火星), 토성(土星), 금성(金星), 수성(水星) 등의 운행이 태양계에 주 영향을 미치는바, 이 행성들의 특성을 '목(木)' '화(火)' '토(土)' '금(金)' '수(水)'로 구분하여 소우주인 인체와 결부시켜 이해하는 것이 오행론이다. 소우주인 인체에도 태양계의 현상이 똑같이 존재하는 것으로 보는 것이다.

오행론(五行論)

1. 들어가는 말

　우리가 존재하고 살아가는 지구는 태양을 중심으로 자전과 공전을 반복하는 하나의 별에 불과하다. 수성, 목성, 화성, 금성, 토성이 지구와 달과 태양과 가까워지거나 멀어짐에 따라 생성과 소멸이 이루어지는 것이 우주이다.

　'인체=소우주'의 개념을 기본으로 하여 태양(陽)과 달(陰)을 음양으로 이해하고, 우주를 순환하고 있는 수성(水) 목성(木) 화성(火) 금성(金) 토성(土)을 오행(五行)의 이치로 해석하여 인체의 오장(五臟)과 연관 지어 치료에 적용하는 것이 동양의학의 원리이다. 지구를 기준으로 하면 일(태양), 월(달), 화성, 수성, 목성, 금성, 토성과의 관계를 음양과 오행으로 이해하는 방법론이다.

소우주인 인간이 우주의 움직임에 따라 영향을 받을 수밖에 없는 것은 당연한 이치이다. 지구가 자전과 공전을 행함에 따라 인간도 자연히 순환 원리에 따를 수밖에 없다. 그래서 인간이 움직인다 하여 움직이는 것이 아니며, 정지하여 있다 하여 정지해 있는 것이 아니다. 즉 인간이 정지하여 있다 해도 계속 움직이는 것이며, 움직인다 해도 극히 작은 움직임으로서 움직인다고 볼 수 없을 만큼의 미미한 움직임이다.

마찬가지로 인간이 소우주인 인체를 안다고 하여 아는 것이 아니며 극히 작은 일부분에 깨우친 것에 불과하며 이 또한 정말로 맞는 것인지 그때 그 순간에만 맞는 것인지 알 수 없다. 인체를 인간의 뜻에 따라 조정하고 억제하는 등의 행동은 극히 제한적일 수밖에 없다. 아니, 할 수 없다고 해야 맞을 것이다.

태양과 지구와 달이 목성, 화성, 토성, 금성, 수성의 순환과 관계가 있는 것처럼 '오행론(五行論)'은 인체는 물론 인간의 생로병사도 우주의 상황에 따른 비슷한 속성을 지니는 것으로 이해한다. 인간은 '음'임을 인식해야 하는 음양론과 마찬가지로, 인체를 소우주라는 관점에서 우주의 순환 원리에 따라 '목(木)' '화(火)' '토(土)' '금(金)' '수(水)'의 다섯 가지로 분류하였다.

우주의 순환 원리와 자연과 인간의 생멸(生滅)을 연관 지어 설명한 음양오행론은, 고대 중국의 제나라 학자인 추연(鄒衍, 기원전 3세기경)이 주장한 이후, 많은 중국의 유학자들과 의학자들에 의하여 꾸준히 연구되고 발전된 동양철학의 하나로, 이를 짧은 시간에 설명하기란 쉬운 일이 아니다. 서양의 우주과학자라고 해도 오행의 순환 형식을 자연의 법칙에 대입하는 이 이론을 수긍하기가 어려울 것이다. 대자연의 위대함에 경외심을 전제로 하는 음양오행론은 서구의 절대적, 합리적 개념으로는 이해가 쉽지 않지만, 일정한 원리와 규칙을 제시하고 있다.

그 원리와 법칙에 대해서 옳으냐 그르냐를 논하는 것은 음양오행을 의료와 연관시켜 건강한 삶을 유지하고자 목적하는 이 책의 본분이 아니라고 생각한다. 다만 이 이론을 바르게 충실히 운용하는 것이 선조들의 지혜를 따르는 방법이라고 말하고 싶다.

동양의 철학, 특히 동양의학의 근간을 이루는 음양오행론을 인체, 인간에게 응용할 때 오행이란 요즈음 자주 등장하는 '속성', '체질'이라는 말로 이해하면 될 것이다.

음과 양으로 이루어진 각각의 생명체는 독특한 특징과 역할로써 서로 모이고 흩어지고 군락을 이루어, 서로 돕고, 서로 견제하며 살아간다. 인간, 동물, 식물, 심지어는 눈에 보이지 않는 미생물에 이르기까지 군락을 이루어 존재하고 그 안에서 각각의 서열(음, 양)과 특징, 역할(오행)에 의하여 돕고, 견제하며 살아간다. 인간뿐 아니라 동식물도 사회적 존재라고 할 수 있는 것이다.

이런 각 개체의 특성을 '목' '화' '토' '금' '수'의 개념을 사용하여 서로의 관계를 설명한 것이 오행론이다. 오행론은 서로 모이고, 돕고, 견제하는 관계를 '상생(相生)'과 '상극(相剋)'으로 나누어 설명하고 있다.

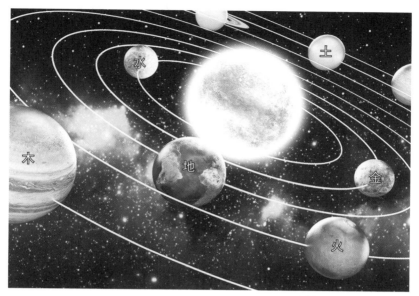

오행론과 태양계의 순환

　동양의학이 정체, 발전되지 못하고 서양의학이 주를 이룸에도 약
물을 사용 시 효능이 사람에 따라 서로 다를 경우 이를 '체질이 다르
니까'라고 얘기한다. 약물이 가지는 속성과 환자의 체질 즉 오행이
맞지 않았음을 얘기하는 것이다. 인체의 오행(체질)을 인정하지 않
는 서양의약에서 효과가 발현되지 않거나 부작용이 발생할 시에는
동양의약에 기대고 있음을 나타내는 결과이다. 서양의학도 은연중
체질(오행)의 차이점을 인식하고 있는 것이 아닌가 싶다.

2. 인체와 오행론

인체는 오장육부로 이루어져 있다. 오장육부를 보호, 유지하기 위해 또한 뼈, 근육, 피부 등과 섭생을 위한 9규(九竅: 아홉 개의 구멍) 등 수많은 조직과 구성 요소들도 있다. 이 모든 것들은 모두 오행 중의 하나에 속해 서로 연관을 맺고 있다.

이를 간략히 오행으로 분류하면 목(木)=간(肝)·담(膽), 화(火)=심(心)·소장(小腸), 토(土)=비(脾)·위(胃), 금(金)=폐(肺)·대장(大腸), 수(水)=신(腎)·방광(膀胱) 등으로 나눌 수 있다. 이 외에도 간과 근육, 심과 혈(血), 비와 육(肉, 살), 폐와 피부, 신(腎)과 골(骨, 뼈) 등은 서로 연결되어 있는 것으로 본다. 이러한 방식으로 우주에 존재하는 모든 물질, 현상, 작용 등을 음양 및 오행으로 해석해볼 수 있다.

인간을 기준으로 판단하면 각각의 인간, 음식물, 약물, 기후, 섭생, 사주, 풍수지리 등을 오행에 따라 적용하는 것이다. 그리하여 각 인간과 음식, 약물 등 주위 물질과의 관계로써 서로 도움을 주는 것과 해를 주는 것으로 분류한다. 이 관계에는 '상생(相生)'과 '상극(相剋)'의 작용이 있으며 서로 도움을 줄 수 있는 상생작용은 목생화(木生火), 화생토(火生土), 토생금(土生金), 금생수(金生水), 수생목(水生木)이다.

앞의 오행을 뒤의 오행에 대해 모(母)라 하고, 뒤의 오행은 앞의 오행에 대해 자(子)라 하여 이를 모자(母子) 관계라 한다.

서로 해를 끼치는 상극작용은 목극토(木剋土), 토극수(土剋水), 수극화(水剋火), 화극금(火剋金), 금극목(金剋木)이다.

상생 관계 즉 모자 관계는 주로 식품 약물의 투여 시 이용하며 상극 관계는 질병의 진행 상황 및 음식, 약물의 부작용 유무를 확인 시 이용한다. 오행론 역시 음양론과 마찬가지로 음식, 약물뿐 아니라 인간관계, 방위, 사주팔자, 풍수지리 등 모든 분야에 응용할 수 있으나 여기서는 음식 및 약물에만 한정해 기술하고자 한다.

1) 오행의 분류

① '목(木)'

약한 생명체이지만 자연의 법칙에 순응하며 아름다운 속성을 지니고 있다. 자연계에서는 '나무, 식물' 등이 해당한다. 변화와 조건에 부딪히지 않고 유연하게 대처하는 특성을 지녔다. 기후로는 바람이 이에 속한다.

기업 조직으로 비유하자면 상품 개발이나 전략 기획을 담당하는 부서가 해당될 것이다.

인체에서는 '간, 담, 근육, 눈, 손, 발톱 등이 해당된다.

② '화(火)'

따뜻하고 온화한 특성을 지녔다. 자연계에서는 '태양, 햇볕'에 해당하여 전체를 아우르고 다스린다. 모나지 아니하고 잘 어울리는 속성이다. 기후로는 더위가 이에 속한다.

회사 조직으로 비유하면 사장 내지는 중역실에 해당할 것이며 전체 조직에 영향을 미친다. 대표성을 갖는 책임자로 일면 대단한 것 같지만, 인체의 각 부분은 각각의 독립된 개체로서 스스로의 책임과 관리하에 운영되어야 하므로 지극히 보편적인 역할을 한다고 할 수 있다.

인체에서는 '심, 소장', 혀, 혈 등이 해당된다.

③ '토(土)'

묵직하고 균형을 잡아주는 속성이다. 자연계에서는 '육지, 땅'이 여기에 해당한다. 어떠한 변화에도 웬만해서는 흔들림이 없는 것이 토(土)의 특성이다. 기후로는 습기가 이에 속한다.

회사 조직으로 비유하면 영업부서에 해당하여 판매를 담당하는 격이다.

인체에서는 비(脾), 위(胃), 살(肉), 입술 등이 해당된다.

④ '금(金)'

가볍지만 정확하고 확실한 이동과 변화를 보여준다. 자연계에서는 '대기, 공기'에 해당한다. 변화에 대한 확실한 판단과 대처가 가능하여 정확한 특성이 있다.

기후로는 건조가 이에 속한다.

회사로 비교하면 경리, 회계 부서에 해당하며 정확성과 확실성을 장점으로 한다.

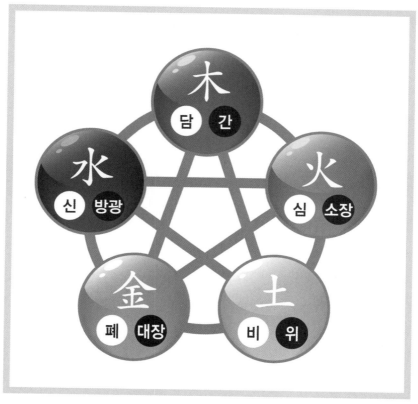

인체 장부의 오행 분류

인체에서는 '폐, 대장', 피부, 코 등이 해당된다.

⑤ '수(水)'

무겁고 변하지 않고 수용성이 강하다. 자연계에서는 '바다'에 해당한다. 주위의 변화에 아랑곳하지 않고 끝까지 추진하는 끈기와 고집을 지녔다.

제조회사에 비유하면 생산부서에 해당하여 지속적이고 안정적인 추진력을 발휘한다.

기후로는 추위가 여기에 속한다.

인체에서는 신(腎), 방광 등이 해당한다.

2) 상생(相生)·상극(相剋) 작용의 이해

오행론 서두에서 설명했듯, 오행으로 분류된 개체들 간에는 서로 영향을 주고받는데 이를 '상생작용(相生作用)'과 '상극작용(相剋作用)'이라고 한다. 상생작용이란 개체 간에 서로 이로움을 주는 현상을 말하며, 반대로 해로움을 끼치거나 서로 충돌하는 양상을 상극작용이라 한다.

상생작용은 모자(母子) 관계라 칭한다. 어미가 자식을 도와주는 관계라는 뜻이다.

식초 구연산은 '목(木)'의 양(陽)에 속하는 음식으로 이를 복용하면 '심(心)'의 기를 보충해주어 일시적이긴 하지만 상쾌해진다(木生火).

살구 등 '화(火)'의 양에 속하는 음식을 먹으면 소화에 도움을 받는다(火生土).

바나나 등 '토(土)'의 양에 속하는 음식을 먹으면 폐기가 도움을 받는다(土生金).

꿀 등 '금(金)'의 양에 속하는 음식을 먹으면 신, 기에 도움을 받는다(金生水).

계피 등의 '수(水)'의 양에 속하는 음식을 먹으면 간, 기에 도움이 된다(水生木).

상극작용의 예를 들어보자.

비타민C는 오행상 '목(木)'에 속하는 약물인데 '금(金)' 체질의 사람이 복용하면 피로회복 등의 효능이 나타나는 것이 아니라 두통, 복통, 메스꺼움 등 부작용이 나타난다. '금(金)' 체질의 사람에게 '목(木)'의 음식과 약물은 '금극목'으로서 서로 상극의 관계인 것이다(金剋木).

'수(水)' 체질의 사람에게 '화(火)' 속성의 음식 즉 우유는 상극의 관계로써 부작용이 나타나 먹으면 좋지 않다(水剋火).

'토(土)' 체질의 사람에게 '수(水)' 속성의 스테로이드를 투여 시 심각한 부작용이 나타나는 것 또한 같은 이치이다(土剋水).

'목(木)' 체질의 사람에게 '토(土)' 속성의 제산제(制酸劑)를 투여하면 오히려 위장 질환이 나타난다(木剋土).

'화(火)' 체질의 사람에게 '금(金)' 속성의 항히스타민제를 투여하면 까라지는 등의 부작용을 나타낸다(火剋金).

이러한 서로 간의 관계는 다음과 같이 정리할 수 있다.

상생 관계	상극 관계
목생화(木生火)	목극토(木剋土)
화생토(火生土)	토극수(土剋水)
토생금(土生金)	수극화(水剋火)
금생수(金生水)	화극금(火剋金)
수생목(水生木)	금극목(金剋木)

이러한 오행의 작용을 잘 이용함이 질병 치료의 지름길이며 이를 숙지하지 못하고서는 질병 치료가 불가하다. 각 오행의 속성과 서로의 관계를 잘 이용해야만 올바른 섭생, 치료가 이루어질 수 있다. 심지어는 부부간의 운세, 궁합도 이들의 관계에서 이루어지는 경우가 많다.

하지만 이를 모르고 오행 간의 관계를 무시한 채 약물을 투여하거나 음식을 복용하면, 낫기는커녕 질병이 더 심화된다. 이런 경우 의료 사고나 약화 사고로 이어지기 십상이다.

불행하게도 현대인의 병이 음병(陰病)이고 허증(虛症)이어서 병의 진행은 모(母)가 아니라 '자(子)'의 방향으로 진행되며, 치료 역시 '자(子)'를 '사(瀉)'해야 하므로 상극의 약물을 쓰기 쉽다. 대증요법을 행하는 경우도 대부분 '상극(相剋)' 쪽의 약물을 사용하게 되므로 부작용을 초래하기 쉽다.

허증 즉 증세가 그리 급박하지 않은 환자의 경우 질병의 진행은 '자' 쪽으로 진행한다 하였으니 증상은 주로 '자' 쪽 장부의 증상이 나타난다. 따라서 치료를 위해 '자'의 약물을 사용하게 되면 자연히 상극의 약물을 사용할 수밖에 없다.

상생과 상극의 관계에 대한 정확한 이해가 없으면 잘못된 치료를 피하기 어렵다. 한편 오행의 관계를 잘 응용할 수만 있다면 '만병통치'가 가능한 약물이나 음식, 혹은 도구 등을 만들어내는 것이 결코 비현실적인 꿈이 아닐 수도 있다.

3. 숫자의 음양과 오행

숫자의 오행

숫자 또한 오행(五行)으로 분류할 수 있다.

0=토, 1=수, 2=화, 3=목, 4=금이다. 이 다섯 숫자의 합과 반복으로써 모든 숫자가 형성된다. 5=토, 6=수, 7=화, 8=목, 9=금의 숫자가 된다.

인체에서 가장 크고 많은 일을 하는 '폐, 금'의 숫자가 4라는 것은 가장 약하고 부족한 장부이기에 많은 보충과 도움이 필요하다는 뜻이다. 큰 쪽이 약한 쪽임을 누차 밝힌 바와 같다. 아울러 2, 4는 음의 숫자로서 부족을 뜻하는 숫자이다. 앞서도 얘기한 바와 같이 심, 소장과 폐, 대장은 강한 자가 없고 항상 보해야지 사하면 안 된다는 이론과 합치된다.

0 또한 음의 숫자이며 부족과 약함을 뜻한다. 숫자 0이 뜻하는 것은 숫자적 의미로는 아무것도 없는 것이지만 완전히 없다는 뜻이 아니라 음양론적으로는 아주 적다는 뜻이다. 따라서 아주 적은 역할을 하며 조금만 신경을 써주면 되는 장부이긴 하지만 그렇다고 해서 전혀 무시하면 안 된다.

0과 같은 토에 속하는 비(脾), 위(胃)는 음중지지음(陰中之至陰)으로서 아플 능력마저도 없는 장부이므로 작은 도움이라도 주어야 한다. 실생활에서는 배는 밖으로 내놓지 말고 항상 따뜻하게 보호해 주어야 하는데, 이것만으로도 비, 위는 행복할(?) 수 있다.

실제로도 비, 위의 병은 많지 않다. 그러함에도 위장병이 많고 위장약이 많이 팔리고 있다. 그것은 위장병이라 칭하지만 배 부위, 위장의 부위가 거북하고 불편하고 통증이 있는 경우가 많아서이다. 그러나 이는 위장병이 아니라 대장병인 경우가 대부분이다. 내시경 등을 통하여 위를 들여다보았더니 염증이 있다고 해서 위장에 병이 난 것으로 믿는 경우가 많으나 원인은 대장인 경우가 대부분이다. 폐, 대장에도 이상이 있을 터인데 자세히 검진하지 않았을 따름이다. 위 부위 뒤쪽에 대장도 존재하며 그쪽이 불편한 것을 위가 불편하다고 인식해버리는 것이다.

크고 많은 쪽이 약하고 질병이 많이 발생함은 음양론에서 언급한 바와 같다. 또한 비, 위의 약물을 사용하더라도 앞서 얘기한 바와 같이 소량만 사용해야 한다. 그럼에도 폐, 대장의 약물보다 비, 위의 약물이 더 많이 팔린다는 것은 잘못된 진단과 치료가 행해지고 있다는 것을 방증하는 것이 아닐까 싶다.

1, 3은 양(陽)의 숫자이다. 장부로는 신(腎), 간(肝)과 함께 목(木)에 속한다. 치료를 하든지 조절할 필요가 있을 경우 이를 다스리는 것이 원칙이다. 양이란 남성처럼 밖에서 대표로서 행동하며 모든 일을 행하고 책임을 지는 역할을 한다. 실제로도 간(肝)은 보하지 말고 사(瀉)해야 한다고 하였다.

심(心)은 양 중의 양이며 신(腎)은 음 중의 음이다. '음 중의 음'과 음이 합치면 양이 되듯 신 역시 심장과 거의 동급의 장부이다. 따라서 심(心)을 사(瀉)하는 것이 아니라 신을 사함으로써 심을 사하는 것과 동등한 효과를 내야 하는 것이 치료의 원리이다.

숫자의 음양

숫자는 또 음, 양의 구분에 따라 보사(補瀉, 보함과 사함)가 정해진다. 음의 숫자의 장부인 심, 소장, 폐, 대장, 비, 위의 장부는 약하기 때문에 함부로 사해서는 안 된다.

양의 숫자의 장부 즉 간, 담, 신, 방광의 장부는 사(瀉)하여 치료한다. 그렇지만 '인체=소우주=부족=음'이라는 동양의학의 기본 이론을 무시해서는 안 된다. 사(瀉)함에 있어서 항상 주의하고 유념하라는 뜻이다.

이러한 숫자의 음양 이론에 따른 약물 혼합의 예를 들어보자.

'목(木), 화(火)'의 약물 조합 이를테면 백작약과 황금의 조합 또는 비타민C와 철분제제의 조합 시, 목의 숫자는 3이며 심의 숫자는 2이므로 백작약과 비타민C의 약물의 양(量)이 황금이나 철분제제보다 많아야 한다. 만일 반대의 경우가 되면 '수(水)' 체질의 환자에게 심한 부작용을 나타낸다.

'화(火), 토(土)'의 약물 즉 황련과 대황의 조합 또는 신경안정제와 제산제(MgO)의 조합도 황련, 신경안정제의 양(量)이 대황이나 제산제보다 많아야 하는데, 반대의 경우가 되면 '목' 체질의 환자에게 부작용을 초래한다.

'토(土), 금(金)'의 약물 즉 대황과 맥문동의 조합 또는 제산제와 항히스타민제 또는 진해제의 조합 시에도 금(金)의 약물이 훨씬 많아야 한다. 반대의 경우는 '화' 체질의 환자에 부작용을 초래한다.

'금(金), 수(水)'의 약물 조합 시에도 금의 숫자는 4이며 수의 숫자는 1이기에 금의 약물이 훨씬 많아야 한다.

뿐만 아니라 3가지, 4가지, 5가지의 약물 혼합 시에는 어떠한 약물 조합이 이루어져야 할지 더욱 신중한 고려가 필요하다. 특히 '양(陽)'의 약물과 혼합 시에는 훨씬 세심한 주의가 필요하다.

한 가지만 더 예를 들면, 진맥의 경우 맥의 횟수는 1분당 72회가 정상이라 한다. 숫자 7, 2는 '심(心)'과 같이 '양'에 해당하여 건강(양)을 뜻한다 할 수 있을 것이다. 일반인은 이를 정확히 헤아릴 수 없으므로 개략적으로 맥의 횟수를 어림하여 70번대=심, 80번대=간, 90번대=폐 에 속하는 것으로 해당 장부에 허열이 있는 상태라고 이해하면 된다. 60번대는 신, 수에, 50번대는 비, 위에, 40번대는 폐, 금에 이상이 있는 상태라고 할 수 있다.

이러한 횟수에 맥이 홍(洪)하거나(넓거나), 굵거나 힘이 있는 상태가 아니면 즉 맥이 가늘고 약하고 쉬어가는 형태가 나타난다면 양(陽)이 아닌 음(陰) 즉 음 부족 상태임을 알 수 있다.

실제에서 진맥법을 적용할 경우, 대부분의 사람이 '음' 부족(弱)이므로 진맥 후 '맥이 약하네요' '심장이 약하네요' '대장 기능이 약하네요' 등으로 이야기해주면 대체로 고개를 끄덕이기 마련이다.

음양에 대한 정확한 이해를 바탕으로 오행을 적절히 응용하면 누구나 동양의학에 따른 진료 행위는 별반 어려울 것이 없다. 중요한 것은 오행을 통한 정확한 투약법의 완성이다.

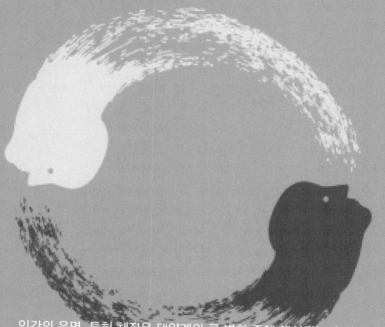

제4장

체질과 음양오행

인간의 운명, 특히 체질은 태양계의 큰 변화 중에 생성되는 속성을 그대로 따를 수밖에 없다. 태양계의 움직이는 속성을 갈파하여 체계화한 것이 음양과 오행이며 이를 인체에 적용한 것이 동양의학이다. 우주 자연의 변화에 따라 생로병사를 겪는 인간은 우주의 속성인 음양오행을 따를 수밖에 없다. 인간이 아무리 독자적으로 변화를 꾀하려 해도 한계에 부딪히고 만다.

체질과 음양오행

1. 들어가는 말

앞서 얘기한 바와 같이 모든 사물과 생명체는 오행 중의 하나에 해당한다. 인간도 이 중 하나에 속하여 성격, 질병의 종류, 치료의 방법 등에 차이가 난다. 그러므로 오행 즉 체질의 정확한 분류가 가장 중요하다. 그러함에도 작금의 현실은 그러하지 못하다.

이제마 선생의 사상의학이 체질 분류 및 그에 맞는 치료법을 알려주려고 노력하였지만 후학들이 제대로 받아들이지 못했다. 앞에서도 얘기한 바와 같이 현대인들이 이를 왜곡해서 해석하고 운용함으로써 혼돈을 초래하게 된 것이다.

즉 음, 양과 대, 소를 잘못 해석하여 태양인은 양이 센 것으로, 태음인은 음이 센 것으로 이해하는 것은 본뜻을 정반대로 해석하는 오류를 범하고 있음은 이미 밝힌 바와 같다. 또한 소양인의 특징인 '비대신소'를 위장 기능은 강하고 신장 기능은 약하다든지, 소음인의 '신대비소'를 역으로 해석하는 것이 모두 틀렸음도 앞서 설명한 바 있다.

또한 체질을 구분할 방법을 모르니 근거가 불분명한 부정확한 구분법을 제대로 된 방법인 양 무책임하게 퍼뜨림으로써 환자를 속이고, 의자(醫者) 스스로도 속고 있다. 특히 '음양'이나 '오행'과는 전혀 상관없는 물질들 즉 술병, 오이, 당근 등을 쥐고 하는 오링테스트를 통해 오행(체질)을 구분하는 방법이 유행한 적이 있는데, 매우 부정확하고 주관이 많이 가미된 방법으로 난센스가 아닐 수 없다.

그렇다면 오행 체질 구분의 정확한 방법은 무엇일까?

오래전부터 이의 구별법이 이제마 선생이 저술한 『동의수세보원(東醫壽世寶元)』에 기술되어 전해져 왔다. 여기에 따르면 오행은 각자의 태어난 생년 월일 시에 의해 결정된다. 현대인은 이를 굉장히 우습고, 말도 안 된다고 하여 전혀 믿지 않는다. 오링테스트는 그래도 과학적(?)이라고 믿으면서 말이다.

누차 강조했듯 인간은 소우주로서 태양계에 존재하는 지구에 속해 있으면서 지구의 움직임과 변화를 따라 생명을 유지하는 '음'적인 존재이다. 지구의 공전과 자전에 따라 움직이는 아주 미미하고 약한 존재로서 태양과 달, 목·화·토·금·수 들과의 순환 원리를 거스를 수 없다. 심지어는 태어나고, 살아가고, 죽는 것까지도 자연의 법칙과 우주의 원리를 무시하고는 자신의 의지대로 할 수 없다 해도 과

언이 아니다.

태양과 달과 지구의 배열 관계에 따라, 태양계의 순환 관계에 따라 변화되고 의지할 수밖에 없는 나약한 존재임은 음양론에서 이미 밝힌 바와 같다. 따라서 인간의 운명, 특히 체질의 속성은 태양계의 큰 변화 중에 생성되는 속성을 그대로 따를 수밖에 없다.

태양계의 움직이는 속성을 갈파하여 이를 체계화한 것이 음양과 오행이며 이를 인체에 적용해 온 것이 동양의학이다. 연, 월, 일, 시와 밤, 낮 등의 변화에 따라 생로병사를 겪는 인간은 우주의 속성인 음양오행을 따를 수밖에 없다. 인간이 아무리 독자적으로 변화를 꾀하려 해도 한계에 부딪히고 만다. 생년월일을 따진다 하여 미신이라고 손가락질하는 사람이 있다면 그가 바로 비과학적이며 착각에 사로잡힌 무지한 사람일 것이다. 태양계 변화의 법칙에 따른 오행 중의 하나에 각각의 인간도 속해 있으며 이에서 벗어날 수 없다.

이제부터 오행에 따른 체질 분류법을 알아보기로 한다.

2. 생년월일에 따른 체질 구분법

이제마 선생은 1901년 발간된 자신의 저서 『동의수세보원』을 통하여 이미 체질구분표를 만들어 놓았다. 어찌 된 일인지는 모르나 이 체질구분표는 너무 기계적이고 획일적인 분석법이라 하여 배척을 받았다 한다. 하지만 왜 이것이 봉건적이고 유교적이고 관념적인 학설이라고 비판을 받았는지 의문이 든다.

동양의학의 기본인 음양오행론을 바탕으로 사상체질론(四象體質論)으로 변화를 꾀하였는 지는 알 수 없으되 선생은 저서에서 체질구분표를 완성해 놓았다. 동양의학의 기본은 음양오행이고 소우주인 인체는 태양과 지구를 중심으로 운행하는 우주의 특성에 따를 수밖에 없음이니 인간은 태어난 생년, 월, 일, 시에 따라 체질이 정해진다고 보는 것은 당연한 이론이다.

혹자는 유전적 요인에 대한 이야기를 한다. 이도 일정 부분 맞는 것으로 인정되고 있지만 아직 100% 맞는다고는 볼 수 없을 것이다. 조금 더 확대해석하면 부모의 정자와 난자의 건강 상태 및 특성도 우주의 운행 상황에 따라 변할 수 있다. 정자와 난자가 만나 둘이 합쳐져 수태가 되는 순간의 기(氣)와 운(運)에 영향을 받게 될 것인바, 이 기와 운에 따라 체질이 정해진다고 봐야 하지 않을까? 유전이 절대적이라면 태어난 자식은 같아야 할 것인 바 다른 경우가 많으니, 확률이 그다지 높지 않다. 결국 유전적 요인에 의해 인간이 영향을 받는다는 설은 복잡다단한 인체의 변화를 유추 해석하는 방편의 하나로 등장하지 않았나 싶다.

결국 우주의 순환 원리를 그대로 따를 수밖에 없는 것이 인간인바, 음양과 오행을 따라 태어난 연, 월, 일, 시가 인체의 체질을 지배한다고 보는 것이 비교적 객관적이며 겸손한 자세일 것이다.

우리가 많이 안다고 한들 얼마나 알 것이며, 바닷가의 모래알 하나의 영역도 못 되는 학문의 분야에서 극히 일부분의 이론을 알았다 하여 전체적으로 정확하게 파악하는 게 가능한 것인지 생각해보아야 한다.

진시황도 역사상 가장 강력한 독재 군주였지만 결국은 질병과 죽음은 극복하지 못하였다. 현대의 위대한 CEO 중의 한 사람이었던 스티브 잡스도 죽어가며 타인의 눈에는 성공의 상징이었던 자신의 인생이 결코 성공적이지 않았음을 깨달았다 한다. 부(富)를 원 없이 쌓은 그였지만 병상에서 대신 아파줄 사람을 고용할 수도 없었고, 저승에까지 부를 가져갈 수도 없었다. 오로지 사랑의 기억만을 가지고 간다고 술회하였다. 따라서 자기 자신을 사랑하고 타인을 사랑하라고 하였다. 인생은 모두 '음(陰)'임과 약하고 무지한 존재가 인간임을 인식하고 죽어간 것이다.

생년월일시(生年月日時)에 따른 체질의 파악이 비과학적인 것처럼 여기지만 이처럼 객관적이고 합리적인 방법이 없음을 말하고자 설명이 길어졌다.

3. 이제마 선생의 체질구분표

1) 개략적인 체질 분석표

① 양력을 기준으로 하였음. (음력의 경우 만세력 등을 이용, 양력으로 환산 후 사용할 것)

② 경계의 날짜에는 출생시간까지 대입하여 환산할 것

③ 경계와 경계 사이에 기술된 목, 화, 토, 금, 수가 체질임

④ 화(火) 체질은 심장의 기능이 약한 소음인과 함께 신장의 기능이 약한 소양인도 해당되는 경우가 있어 이를 '화(-)'라 칭하여 별도로 분류하였다.

생월 \ 생년(支)	子·午 年	丑·未 年	寅·申 年	卯·酉 年	辰·戌 年	巳·亥 年
대한-춘분	수	목	화	토	화(-)	금
춘분-소만	목	화	토	화(-)	금	수
소만-대서	화	토	화(-)	금	수	목
대서-추분	토	화(-)	금	수	목	화
추분-소설	화(-)	금	수	목	화	토
소설-대한	금	수	목	화	토	화(-)

* 상기의 표만 숙지하면 경계일 근처가 아닌 경우 체질 분류가
 가능함.

＊경계일의 개략적인 일시
 대한: 1월 20, 21일
 춘분: 3월 21, 22일
 소만: 5월 21, 22일
 대서: 7월 22, 23일
 추분: 9월 23, 24일
 소설: 11월 23, 24일

2) 생년월일시에 따른 오행 체질 분류표

분류표 읽는 법

다음 페이지의 표는 양력을 기준으로 작성한 것이다. 1931년 출
생의 경우를 예로 들어 설명해보자.

1931년 1월 21일~3월 21일 출생자는 '목' 체질.

1931년 3월 21일 출생자의 경우, 당일 23:08 이전 출생자는 '목',
23:08 이후 출생자는 '화' 체질로 분류한다.

1931년 11월 23일~1932년 1월 21일 출생자는 '수' 체질이다.

1931년(辛未)

금 01/21 목 03/21 화 05/22 토 07/24 화(-) 09/24 금 11/23 수

09:14   23:08   10:15   05:21   09:23   04:30

1932년(壬申)

수 01/21 화 03/21 토 05/21 화(-) 07/23 금 09/23 수 11/22 목

15:07   04:54   16:07   11:18   15:16   21:10

1933년(癸酉)

목 01/20 토 03/21 화(-) 05/21 금 07/23 수 09/23 목 11/23 화

20:53   10:43   21:57   17:05   21:01   02:53

1934년(甲戌)

화 01/21 화(-) 03/21 금 05/22 수 07/23 목 09/24 화 11/23 토

02:37   16:28   03:35   22:42   02:45   08:44

1935년(乙亥)

토 01/21 금 03/21 수 05/22 목 07/24 화 09/24 토 11/23 화(-)

08:28   22:18   09:25   04:33   08:38   14:35

1936년(丙子)

화(-) 01/21 수 03/21 목 05/21 화 07/23 토 09/23 화(-) 11/22 금

14:22   03:58   15:07   10:18   14:26   20:25

1937년(丁丑)

금 01/20 목 03/21 화 05/21 토 07/23 화(-) 09/23 금 11/23 수

20:01   09:45   20:57   16:07   20:13   02:17

1938년(戊寅)

수 01/21 화 03/21 토 05/22 화(-) 07/23 금 09/24 수 11/23 목

01:59   15:43   02:50   21:57   02:00   08:06

1939년(己卯)

목 01/21 토 03/21 화(−) 05/22 금 07/24 수 09/24 목 11/23 화

　　07:51　　21:28　　　08:27　　03:37　　07:49　　13:59

1940년(庚辰)

화 01/21 화(−) 03/21 금 05/21 수 07/23 목 09/23 화 11/22 토

　　13:44　　　03:24　　14:23　　09:34　　13:46　　19:49

1941년(辛巳)

토 01/20 금 03/21 수 05/21 목 07/23 화 09/23 토 11/23 화(−)

　　19:34　　09:20　　20:23　　15:26　　19:33　　01:38

1942년(壬午)

화(−) 01/21 수 03/21 목 05/22 화 07/23 토 09/24 화(−) 11/23 금

　　　01:24　　15:11　　02:09　　21:07　　01:16　　　07:30

1943년(癸未)

금 01/21 목 03/21 화 05/21 토 07/24 화(−) 09/24 금 11/23

　　07:19　　21:03　　08:03　　03:05　　　07:12　　13:22

1944년(甲申)

수 01/21 화 03/21 토 05/21 화(−) 07/23 금 09/23 수 11/22 목

　　13:07　　2:49　　13:51　　　08:56　　13:02　　19:08

1945년(乙酉)

목 01/20 토 03/21 화(−) 05/21 금 07/23 수 09/23 목 11/23 화

　　18:54　　08:37　　　19:40　　14:45　　18:50　　00:55

1946년(丙戌)

화 01/21 화(−) 03/21 금 05/22 수 07/23 목 09/24 화 11/23 토

　　00:45　　　14:33　　01:34　　20:37　　00:41　　06:46

1947년(丁亥)

토 01/21 금 03/21 수 05/22 목 07/24 화 09/24 토 11/23 화(一)

06:32　　20:13　　07:09　　02:14　　06:29　　12:38

1948년(戊子)

화(一) 01/21 수 03/21 목 05/21 화 07/23 토 09/23 화(一) 11/22 금

　12:18　　01:57　　12:58　　08:08　　12:22　　　18:29

1949년(己丑)

금 01/20 목 03/21 화 05/21 토 07/23 화(一) 09/23 금 11/23 수

18:09　　07:48　　18:51　　13:57　　　18:06　　00:16

1950년(庚寅)

수 01/21 화 03/21 토 05/22 화(一) 07/23 금 09/23 수 11/23 목

00:00　　13:35　　00:27　　　19:30　　23:44　　06:03

1951년(辛卯)

목 01/21 토 03/21 화(一) 05/22 금 07/24 수 09/24 목 11/23 화

05:52　　19:26　　　06:15　　01:21　　05:37　　11:51

1952년(壬辰)

화 01/21 화(一) 03/21 금 05/21 수 07/23 목 09/23 화 11/22 토

11:38　　　01:14　　12:04　　07:07　　11:24　　17:36

1953년(癸巳)

토 01/20 금 03/21 수 05/21 목 07/23 화 09/23 토 11/22 화(一)

17:21　　07:01　　17:53　　12:52　　17:06　　23:22

1954년(甲午)

화(一) 01/20 수 03/21 목 05/21 화 07/23 토 09/23 화(一) 11/23 금

　23:11　　12:53　　23:47　　18:45　　22:55　　　05:14

1955년(乙未)

금 01/21 목 03/21 화 05/22 토 07/24 화(-) 09/24 금 11/23 수

05:02   18:35   05:24   00:25   04:41   11:01

1956년(丙申)

수 01/21 화 03/21 토 05/21 화(-) 07/23 금 09/23 수 11/22 목

10:48   00:20   11:13   06:20   10:35   16:50

1957년(丁酉)

목 01/20 토 03/21 화(-) 05/21 금 07/23 수 09/23 목 11/22 화

16:39   16:16   17:10   12:15   16:26   22:39

1958년(戊戌)

화 01/20 화(-) 03/21 금 05/21 수 07/23 목 09/23 화 11/23 토

22:28   12:06   22:51   17:50   22:09   04:29

1959년(己亥)

토 01/21 금 03/21 수 05/22 목 07/23 화 09/24 토 11/23 화(-)

04:19   17:55   04:42   23:45   04:08   10:27

1960년(庚子)

화(-) 01/21 수 03/20 목 05/21 화 07/23 토 09/23 화(-) 11/22 금

10:10   23:43   10:34   05:37   09:59   16:18

1961년(辛丑)

금 01/20 목 03/21 화 05/21 토 07/23 화(-) 09/23 금 11/22 수

16:01   05:32   16:22   11:24   15:42   22:08

1962년(壬寅)

수 01/20 화 03/21 토 05/21 화(-) 07/23 금 09/23 수 11/23 목

21:58   11:30   22:17   17:18   21:35   04:02

1963년(癸卯)

목 01/21 토 03/21 화(−) 05/22 금 07/23 수 09/24 목 11/23 화

　 03:54 　 17:20 　 03:58 　 22:59 　 03:24 　 09:43

1964년(甲辰)

화 01/21 화(−) 03/20 금 05/21 수 07/23 목 09/23 화 11/22 토

　 09:41 　 23:10 　 09:50 　 04:53 　 09:17 　 15:39

1965년(乙巳)

토 01/20 금 03/21 수 05/21 목 07/23 화 09/23 토 11/22 화(−)

　 15:29 　 06:05 　 15:50 　 10:48 　 15:06 　 21:29

1966년(丙午)

화(−) 01/20 수 03/21 목 05/21 화 07/23 토 09/23 화(−) 11/23 금

　 21:20 　 10:53 　 21:32 　 16:23 　 20:43 　 03:14

1967년(丁未)

금 01/21 목 03/21 화 05/22 토 07/23 화(−) 09/24 금 11/23 수

　 03:08 　 16:37 　 03:18 　 22:16 　 02:38 　 09:04

1968년(戊申)

수 01/21 화 03/20 토 05/21 화(−) 07/23 금 09/23 수 11/22 목

　 08:54 　 22:22 　 09:06 　 04:07 　 08:26 　 14:49

1969년(己酉)

목 01/20 토 03/21 화(−) 05/21 금 07/23 수 09/23 목 11/22 화

　 14:38 　 04:08 　 14:50 　 09:48 　 14:07 　 20:31

1970년(庚戌)

화 01/20 화(−) 03/21 금 05/21 수 07/23 목 09/23 화 11/23 토

　 20:24 　 09:56 　 20:37 　 15:37 　 19:59 　 02:25

1971년(辛亥)

토 01/21 금 03/21 수 05/22 목 07/23 화 09/24 토 11/23 화(一)

　　02:13　　15:38　　02:15　　21:15　　01:45　　08:14

1972년(壬子)

화(一) 01/21 수 03/20 목 05/21 화 07/23 토 09/23 화(一) 11/22 금

　　07:59　　21:21　　08:00　　03:03　　07:33　　　14:03

1973년(癸丑)

금 01/20 목 03/21 화 05/21 토 07/23 화(一) 09/23 금 11/22 수

　　13:48　　03:12　　13:54　　08:56　　13:21　　19:54

1974년(甲寅)

수 01/20 화 03/21 토 05/21 화(一) 07/23 금 09/23 수 11/23 목

　　19:46　　09:07　　19:36　　　14:30　　18:58　　01:38

1975년(乙卯)

목 01/21 토 03/21 화(一) 05/22 금 07/23 수 09/24 목 11/23 화

　　01:36　　14:57　　01:24　　20:22　　00:55　　07:31

1976년(丙辰)

화 01/21 화(一) 03/20 금 05/21 수 07/23 목 09/23 화 11/22 토

　　07:25　　20:50　　07:21　　02:18　　06:48　　13:22

1977년(丁巳)

토 01/20 금 03/21 수 05/21 목 07/23 화 09/23 토 11/22 화(一)

　　13:14　　13:57　　21:14　　08:04　　12:29　　19:07

1978년(戊午)

화(一) 01/20 수 03/21 목 05/21 화 07/23 토 09/23 화(一) 11/23 금

　　19:04　　08:34　　19:08　　14:00　　18:25　　01:05

1979년(己未)

금 01/21 목 03/21 화 05/22 토 07/23 화(−) 09/24 금 11/23 수

01:00　14:22　00:54　19:49　　00:16　06:54

1980년(庚申)

수 01/21 화 03/20 토 05/21 화(−) 07/23 금 09/23 수 11/22 목

06:49　20:10　06:42　01:42　06:09　12:41

1981년(辛酉)

목 01/20 토 03/21 화(−) 05/21 금 07/23 수 09/23 목 11/22 화

12:36　02:03　12:39　07:40　12:05　18:36

1982년(壬戌)

화 01/20 화(−) 03/21 금 05/21 수 07/23 목 09/23 화 11/23 토

18:31　07:56　05:20　13:15　17:46　00:23

1983년(癸亥)

토 01/21 금 03/21 수 05/22 목 07/23 화 09/23 토 11/23 화(−)

00:17　13:39　00:06　19:04　23:42　06:18

1984년(甲子)

화(−) 01/21 수 03/20 목 05/21 화 07/23 토 09/23 화(−) 11/22 금

06:05　19:24　05:58　00:58　05:33　12:11

1985년(乙丑)

금 01/20 목 03/21 화 05/21 토 07/23 화(−) 09/23 금 11/22 수

11:58　01:14　11:43　06:36　11:07　17:51

1986년(丙寅)

수 01/20 화 03/21 토 05/21 화(−) 07/23 금 09/23 수 11/22 목

17:46　07:03　17:28　12:24　16:59　23:44

1987년(丁卯)

목 01/20 토 03/21 화(−) 05/21 금 07/23 수 09/23 목 11/23 화

23:40　　12:52　　23:10　　18:06　　22:45　　05:29

1988년(戊辰)

화 01/21 화(−) 03/20 금 05/21 수 07/22 목 09/23 화 11/22 토

05:24　　18:39　　04:57　　23:51　　04:29　　11:12

1989년(己巳)

토 01/20 금 03/21 수 05/21 목 07/23 화 09/23 토 11/22 화(−)

11:07　　00:28　　10:54　　05:45　　10:20　　17:05

1990년(庚午)

화(−) 01/20 수 03/21 목 05/21 화 07/23 토 09/23 화(−) 11/22 금

17:02　　06:19　　16:37　　11:22　　15:56　　22:47

1991년(辛未)

금 01/20 목 03/21 화 05/21 토 07/23 화(−) 09/23 금 11/23 수

22:47　　12:02　　22:20　　17:11　　21:48　　04:36

1992년(壬申)

수 01/21 화 03/20 토 05/21 화(−) 07/22 금 09/23 수 11/22 목

04:32　　17:48　　04:12　　23:09　　03:43　　10:26

1993년(癸酉)

목 01/20 토 03/20 화(−) 05/21 금 07/23 수 09/23 목 11/22 화

10:23　　23:41　　10:02　　04:51　　09:22　　16:07

1994년(甲戌)

화 01/20 화(−) 03/21 금 05/21 수 07/23 목 09/23 화 11/22 토

16:07　　05:28　　15:48　　10:41　　15:19　　22:06

112

1995년(乙亥)

토 01/20 금 03/21 수 05/21 목 07/23 화 09/23 토 11/23 화(一)
　22:00　　11:14　　21:34　　16:30　　21:13　　04:01

1996년(丙子)

화(一) 01/21 수 03/20 목 05/21 화 07/22 토 09/23 화(一) 11/22 금
　　03:53　　17:03　　03:23　　22:19　　03:00　　　09:49

1997년(丁丑)

금 01/20 목 03/20 화 05/21 토 07/23 화(一) 09/23 금 11/22 수
　09:43　　22:55　　09:18　　04:15　　　08:56　　15:48

1998년(戊寅)

수 01/20 화 03/21 토 05/21 화(一) 07/23 금 09/23 수 11/22 목
　15:46　　04:55　　15:05　　　09:55　　14:37　　21:34

1999년(己卯)

목 01/20 토 03/21 화(一) 05/21 금 07/23 수 09/23 목 11/23 화
　21:37　　10:46　　　20:52　　15:44　　20:32　　03:25

2000년(庚辰)

화 01/21 화(一) 03/20 금 05/21 수 07/22 목 09/23 화 11/22 토
　03:22　　　16:35　　02:49　　21:42　　02:27　　09:19

2001년(辛巳)

토 01/20 금 03/20 수 05/21 목 07/23 화 09/23 토 11/22 화(一)
　09:16　　22:30　　08:44　　03:26　　08:04　　15:00

2002년(壬午)

화(一) 01/20 수 03/21 목 05/21 화 07/23 토 09/23 화(一) 11/22 금
　　15:01　　04:15　　14:28　　09:14　　13:55　　　20:53

2003년(癸未)

　금 01/20 목 03/21 화 05/21 토 07/23 화(一) 09/23 금 11/23 수

　　20:52　　09:59　　20:12　　15:03　　　19:46　　20:43

2004년(甲申)

　수 01/21 화 03/20 토 05/21 화(一) 07/22 금 09/23 수 11/22 목

　　02:42　　15:48　　01:58　　　20:49　　01:29　　08:21

2005년(乙酉)

　목 01/20 토 03/20 화(一) 05/21 금 07/23 수 09/23 목 11/22 화

　　08:21　　21:33　　　07:47　　02:40　　07:22　　14:14

2006년(丙戌)

　화 01/20 화(一) 03/21 금 05/21 수 07/23 목 09/23 화 11/22 토

　　14:15　　　03:25　　13:31　　08:17　　13:03　　20:01

2007년(丁亥)

　토 01/20 금 03/21 수 05/21 목 07/23 화 09/23 토 11/23 화(一)

　　20:00　　09:07　　19:11　　13:59　　18:50　　01:49

2008년(戊子)

　화(一) 01/21 수 03/20 목 05/21 화 07/22 토 09/23 화(一) 11/22 금

　　01:43　　14:47　　01:00　　19:54　　00:44　　　07:44

2009년(己丑)

　금 01/20 목 03/20 화 05/21 토 07/23 화(一) 09/23 금 11/22 수

　　07:40　　20:43　　06:50　　01:35　　　06:18　　13:22

2010년(庚寅)

　수 01/20 화 03/21 토 05/21 화(一) 07/23 금 09/23 수 11/22 목

　　13:27　　02:31　　12:33　　　07:20　　12:08　　19:14

2011년(辛卯)

목 01/20 토 03/21 화(-) 05/21 금 07/23 수 09/23 목 11/23 화

19:18   08:20   18:20   13:11   18:04   01:07

2012년(壬辰)

화 01/21 화(-) 03/20 금 05/21 수 07/22 목 09/22 화 11/22 토

01:09   14:14   00:15   19:00   23:48   06:49

2013년(癸巳)

토 01/20 금 03/20 수 05/21 목 07/23 화 09/23 토 11/22 화(-)

06:51   20:01   06:09   00:55   05:43   12:47

2014년(甲午)

화(-) 01/20 수 03/21 목 05/21 화 07/23 토 09/23 화(-) 11/22 금

12:50   01:56   11:58   06:40   11:28   18:37

2015년(乙未)

금 01/20 목 03/21 화 05/21 토 07/23 화(-) 09/23 금 11/23 수

18:42   07:44   17:44   12:30   17:20   00:24

2016년(丙申)

수 01/21 화 03/20 토 05/20 화(-) 07/22 금 09/22 수 11/22 목

00:26   13:29   23:36   18:29   23:20   06:21

2017년(丁酉)

목 01/20 토 03/20 화(-) 05/21 금 07/23 수 09/23 목 11/22 화

06:23   19:28   05:30   00:14   05:01   12:04

2018년(戊戌)

화 01/20 화(-) 03/21 금 05/21 수 07/23 목 09/23 화 11/22 토

12:08   01:14   11:14   05:59   10:53   18:01

4. 오행의 체질에 따른 인체의 특성

1) '목(木)' 체질

　사상의학(四象醫學)에서 '비소신대(脾小腎大)'의 '소음인'이라 칭한다.

　가축에 비유하면 '개'와 같은 성격과 체질을 가진다. 동양의학에서 개는 '목(木)'에 속하는 가축이며 약한데다 겁이 많은 동물로 인식된다.

　현대에는 개를 용맹하고 영리하며 주인을 지키는 의리(?) 있는 동물로 묘사되고 있으나 이는 사실이 왜곡된 것이다. 개는 예쁘고 영리하게는 생겼으나 겁이 많고 약한 동물이다. 그리하여 주인이나 자신에게 먹이를 주는 사람에게는 온갖 아부와 애교를 아끼지 않지만 혼자 있을 때는 겁이 많고, 개미 따위의 벌레에게도 깜짝깜짝 놀란다. 주인이 함께 있을 때 침입자가 오면 물어뜯을 듯이 달려드는데, 주인이 총을 가지고 있으면 호랑이도 물어뜯지만, 혼자 있을 때는 침입자가 오거나 무서운 자가 오면 보이지 않는 곳에 숨어서 나타나지도 않는다. 그리하여 도둑을 맞으려면 개도 짖지 않는다는 말이 생겨났다.

　'목' 체질의 여성은 미인형의 타입이며 영리하고 애교가 많다. 미인형이 아니더라도 타인에게 호감을 주는 타입이다. 붙임성과 사교성이 좋고 환경에 잘 적응한다.

약점은 체력이 약하고 잔병치레를 많이 하는 것이다. 신경이 예민하고 세심하여 온갖 일을 다 신경 쓰고 간섭하려 한다. 자신을 너무 과신하여 남을 고용하지 못하며, 고용하더라도 일을 맡기지 못하고 신경을 쓰므로 본인이 피곤하기 일쑤다.

'목' 체질의 속성은 목 즉 '간(肝)'의 크기가 커 즉 간에 부담을 지고 있어 병은 주로 목의 자(子) 부위인 심(心)으로 진행되기 쉽다(木生火). 따라서 체력이 약하고 본인 스스로 체력이 약함을 느낀다.

특별히 예민하게 거부반응을 일으키는 음식이 따로 있는 것은 아니지만, '토(土)'의 '음'에 속하는 음식과는 상극이다. 예를 들면 설탕, 콩류, 초콜릿 등이 맞지 않는다.

좋은 음식은 '목'의 '음'에 속하는 음식이다. 질병이 '심, 화'로 진행되기 쉬우니 '목, 간'의 '음'에 속하는 음식 즉 개고기, 장어, 미나리 등이 좋다.

직업상으로는 머리의 회전이 좋고, 기획력이 요구되는 부서 즉 개발, 또는 기획부서에서 근무하면 능력을 발휘할 수 있다.

'목' 체질을 위한 조언

타인에게 호감을 주고 가까이 하고픈 체질입니다. 만일 여자라면 미인형에다 머리가 좋고 애교가 있어서 남자 서넛은 휘어잡는 타입입니다.

머리 좋고 타인에 호감을 주는 타입이니 부러울 게 없으나 하늘은 공평하여 약점이 있습니다. 몸이 매우 약하여 스스로 자신의 건강에 대하여 확신을 갖지 못합니다. 큰 병은 없으나 잔병치레가 많습니다. 머리가 좋으나 신경이 예민하다 보니 힘쓰는 일을 잘할 수 없습니다. 100원어치 노동을 하면 100원어치 약을 먹어야 하니 일을 해봐야 소용없습니다.

몸이 약해 일도 못하면서 남을 시키지도 못하는 성격입니다. 마음에 차지 않고 믿지 못하여 가정부도 못 둡니다. 일일이 따라다니며 점검해야 직성이 풀리니 자기가 하는 건지 가정부를 시키는 건지 알 수 없습니다.

웬만한 건 눈 감고 지내려는 노력이 필요합니다.

2) '화(火)' 체질

화 체질은 사상의학적으로 소음인과 소양인의 두 가지로 분류한다. 동양의학에서 우측의 신장 즉 여성의 자궁과 연결되어 있는 우측의 신장도 심장의 영향을 받는 곳이라 생각하기 때문에 두 가지의 체질이 있다고 보는 것이다. 심장의 기능이 약한 소음인의 화 체질을 '화(+)'라 칭하고, 우측 신장의 기능이 약한 소양인을 '화(−)'라 칭하기로 한다.

'화' 체질의 경우는 가축으로 비유하면 '양(羊)'에 해당한다. 양의 특성은 순하고 환경에 잘 적응하며 무리를 지어 다닌다. 따라서 '화' 체질은 화합을 잘하고 친구를 좋아하며 모이는 것을 좋아한다.

체질상으로도 그렇지만 술(酒)도 같은 '화(火)'의 물질이어서, 술을 좋아한다. 물론 건강이 나빠지는 줄 알면서도 술 때문에 가정에 문제가 있을 정도로 술과 친구를 탐한다.

체형은 둥글고 모나지 않고 잘 적응하는 타입이며 활달하고 사교성이 좋다.

'화' 체질은 심장이 타 장부에 비하여 큰 편으로 비장의 기능이 약해지기 쉽다(火生土). 따라서 '화'에 속하는 음식 특히 밀가루 음식이 체질에 맞는 편이다. 단지 라면 등 인스턴트 식품은 방부제가 함유되어 있고 산패(酸敗) 등의 위험이 있어 예외이다.

체형이 둥글고 모나지 않으며 주변에 잘 적응하듯이 음식에도 특히 예민한 반응을 일으키는 것은 없다. 단지 상극인 음식은 '화극금(火剋金)'의 '금'에 속하는 음식이다.

하지만 '금'은 오장 중 가장 큰 장부로 취약하다고 보아야 하기에 '금'에 해당하는 음식은 어느 누구에게나 필수적인 음식이다. 따라서 화 체질에게 맞지 않는 음식이긴 하지만 그 정도는 심하지 않은 편이다. '금'에 속하는 대표적인 음식은 닭고기, 꿀, 배추 등이다.

화 체질에게 어울리는 음식은 '화'의 '음'에 속하는 오리고기, 염소고기, 밀가루, 팥 등이며, 또한 무척 좋아한다.

많은 사람을 접하려 하고 모나지 않고 잘 화합하는 성격이므로 경영자 스타일의 직업이 적성에 맞는다.

'화' 체질을 위한 조언

둥글고 모나지 않아 친구가 많은 '화' 체질은 술과 놀이와 모임을 좋아합니다. 성격도 원만하고 활달하여 발이 넓은 까닭입니다.

술 없이는 못 살 정도로 술을 부인보다도 더 좋아합니다(?). 간혹 술을 멀리하는 화 체질은 술이 싫어서가 아니라 건강 문제나 종교적 신념 등 때문에 어쩔 수 없이 절제하는 경우입니다. 항상 술을 경계해야 실수를 덜 할 수 있습니다.

밀가루 음식이 맞는 편이라고 했지만, 식용유로 튀긴 라면이나 설탕 등으로 단맛을 낸 빵류 등은 조심해야 합니다. 식용유, 설탕 등은 맞지 않는 음식이기 때문입니다.

다식(多食)이라기보다는 미식가 스타일입니다.

3) '토(土)' 체질

사상의학적으로는 '태음인(太陰人)'에 속한다.

가축에 비유하면 '소(牛)'와 같은 성향과 체질을 나타낸다. 소는 힘이 세고 묵묵히 주어진 일을 다 하는 뚝심과 고집이 강한 동물이다.

따라서 묵직하고 든든하면서도 자기 일에 충실한 성격이 토 체질이다. 고집이 세고 한번 마음먹은 일은 좌우를 살피지 않고 추진해 나가는 성격이다. 자연히 욕심이 많고 약간은 독선적으로 보인다.

약점은 욕심과 추진력 때문에 타인으로부터 다소의 배척을 받을 수도 있다.

병이 깊어져서 '토생금(土生金)'으로 진행되면, 질병의 치료가 어려워진다. 금(金)인 폐, 대장은 오장육부 중 가장 큰 장부로서 아주 취약한 장부이므로 이를 사(瀉)해서는 안 되므로 치료가 어렵다.

‘토’ 체질의 경우 질병 치료 시 ‘부신피질 호르몬제’의 투여를 특히 주의하여야 한다. 이 약물은 노벨생리의학상까지 받게 해준 매우 유용한 약물이나 신(腎), 수(水)에 속하는 약물로서 ‘토’ 체질에는 상극인 약물이다(土剋水). ‘토생금’으로 병이 금 즉 피부, 대장 부위로 발전하는 경우가 많아, 이의 치료에는 ‘부신피질 호르몬제’ 약물이 필요하다. 그러나 서로 상극으로서 효과적인 치료가 되지 않고 부작용만 초래하는 경우가 많다. 호르몬제인 관계로 작용 능력이 탁월한 만큼, 부작용 또한 매우 심각하다.

‘토’에 속하는 음식은 소고기를 필두로 콩류, 설탕, 코코아 등 매우 광범위하여, 생활 환경에서 풍부하게 접할 수 있다.

맞지 않는 음식은 ‘신, 수’에 속하는 것으로 소금, 잣 등이다. 따라서 짜게 먹으면 안 되는 체질이다.

욕심과 근성이 있는 체질이므로 영업 분야의 직업을 택하면 우수한 능력을 발휘할 수 있겠다.

‘토’ 체질을 위한 조언

태음인에 속하는 ‘토’ 체질은 고집이 세고 한번 목표를 세우면 좌고우면하지 않고 앞으로 나아가는 추진력이 좋은 장점을 갖고 있습니다. 욕심 또한 많아서 자신이 원하는 대로 쟁취해야만 직성이 풀리는 체질입니다. 우직하고 말수가 적으며 끈기가 강합니다. 자연계로는 땅에 해당되어 특별한 경우가 아니면 흔들리지 않는 성격이라고 할 수 있습니다.

뚝심 있고 욕망이 강한 사람은 대체로 체력이 강한데, 의외로 체력이 아주 약한 경우도 많습니다. 장과 기관지가 좋지 않은 사람이 많으며 피부가 좋지 않은 경우도 제법 있습니다. 왜냐하면 피부 질환에 필수불가결한 약물(스테로이드)과 상극 작용을 가지고 있어서 치료에 사용할 약물이 따로 없기 때문입니다.

술을 좋아하는 사람이 많으며 이 경우 대부분은 맥주입니다. 특별히 조심해야 할 음식은 없으나 돼지고기, 비계, 잣, 호두 등을 삼가는 것이 좋으며 '소금'이 맞지 않는 체질이니 다소 싱겁게 먹어야 합니다.

4) '금(金)' 체질

사상의학적으로는 '비대신소(脾大腎小)'의 '소양인'에 속한다.

가축에 비유하면 '닭'과 같은 성향을 지니고 있다. 닭은 정확성과 확실성을 지향하는 가축으로서 정확한 시간에 제일 먼저 새벽을 알리고 밤이 되면 가장 빨리 취침에 들어간다.

따라서 이 체질은 매사에 빈틈이 없고 확실하며 정확하다. 생김새마저 석고상처럼 이목구비가 정확하며 미인형이다. 하지만 융통성이 부족하고 자신이 제일 정확하고 똑똑하다고 믿기에 타인과의 화합에 문제점이 보일 수 있다. 그래서 간혹 찬바람이 불 정도로 정확하고 빈틈이 없음에 정이 느껴지지 않는 경우가 있다.

병이 생기면 '금생수(金生水)'로 진행되어 하체 및 호르몬 기능 저하의 질병으로 발전되기 쉽다.

일, 공부 등에 빠진 경우에는 일벌레, 공부벌레가 되지만 그렇지 않으면 '수(水)' 즉 이성과의 교제 등에 깊이 빠져드는 경우가 있다.

'금'에 속하는 음식은 닭고기, 꿀, 무, 배추 등 범위가 광범위하고 수량이 풍부하게 존재한다. '금극목(金剋木)'으로서 '목(木)'에 해당하는 음식과는 상극이어서 장어, 오징어, 개고기 등이 서로 맞지 않는다.

대표적인 상극 약물은 '비타민C'이다(金剋木). 흔히 비타민C는 모두에게 피로 회복과 체력 증진에 좋은 약물로 알려져 있으나, '금' 체질에게는 전혀 도움이 되지 않고 오히려 심각한 부작용을 초래하기 십상이다.

정확성과 확실성과 빈틈이 없으므로 직업적으로는 경리, 회계 등의 업무가 어울리는 체질이다.

'금' 체질을 위한 조언

성격이 확실하고 빈틈이 없어서, 간혹 섬뜩한 느낌이 들 정도로 차가운 경우마저 있습니다. '1+1=2'이어야지 2.00001만 되어도 용납하지 않을 만큼 정확성을 추구합니다.

그러나 세상일이 그렇게 정확하게만 흘러가지는 않습니다. 따라서 자기 스스로가 스트레스를 만들고 그 바람에 괴로워하기 쉽습니다. 대충대충 살아가려는 노력이 필요한 체질입니다.

하체의 기능이 약해서 그와 관련된 질병에 걸리기 쉽습니다. 꾸준한 운동이 필요하나 너무 강한 승부욕과 정확성을 추구하는 고로 운동도 하기가 어렵습니다. 즐거워야 운동을 생활화할 수 있는데,

매우 까다로운 성격이라 운동에서 즐거움을 찾기가 어렵습니다.

음식과 약물로는 '간(肝), 목(木)'에 속하는 음식을 주의해야 합니다. 특히 요즈음 누구에게나 좋다며 자주 권하는 비타민C를 조심해야 합니다.

5) '수(水)' 체질

사상의학적으로는 '폐대신소(肺大腎小)'의 태양인(太陽人)이다.

가축과 비교하면 '돼지'에 해당한다. 돼지는 고집이 무척 세고 의외로 깨끗한 것을 좋아하며 한번 마음먹으면 저돌적으로 움직인다. 더러운 환경 속에서 키우면서 돼지를 더럽다고 치부하지만 전혀 그렇지 않다. 잡식성으로 식사량이 많아서 배가 고프면 참지 못한다.

'수' 체질은 겉으로는 자신의 주장을 강하게 내세우는 편이 아니지만 속으로는 자신의 의사가 확실하고 결코 고집을 꺾지 않으려 한다. 남들이 보기에는 성격이 좋은 것 같지만 결국에는 자신이 옳다고 생각하는 방향으로 밀고 나가는 완고한 스타일이다.

마치 파도와도 같아서 평소에는 잠잠하지만 한번 움직임이 시작되면 주저함 없이 바위에 부딪혀 깨질지언정 끝까지 밀고 간다.

'수생목(水生木)'이 적용되어, 병이 진행되면 '간(肝)'에 문제가 생긴다. 영양의 저장 및 해독에 문제가 있어 굶지 못하며, 배가 고프면 힘을 쓰지 못한다. 태양 즉 양(陽)이 약하여 배가 냉하고 설사를 자주 하는 체질이다.

음식으로는 '수극화(水剋火)' 즉 '화'에 속하는 음식과 상극이다. '화'에 속하는 음식이 많으므로 식생활에 각별히 주의를 기울여야 한다. 우유, 밀가루 등도 '화'에 속하는데 대부분의 음식이 이들 성분을 포함하고 있어 건강 유지가 어려운 체질 중의 하나이다. 군것질도 불가하고 커피도 프림이 섞여 있는 소위 말하는 '다방 커피'는 먹어서는 안 된다. 우유, 유청 단백질이 섞여 있는 인스턴트 식품도 섭취해서 득이 될 것이 없다. 그리하니 김치, 된장찌개 등의 한식 외에는 마음 놓고 먹을 음식이 거의 없다. 대표적으로 도움을 주는 음식은 돼지고기인데 특히 삼겹살이 좋다고 할 수 있다.

꾸준함과 지속성이 강한 성격이므로 생산직에 종사하면 좋다.

'수' 체질에 대한 조언

제일 특징이 많은 체질로 의지력이 강하고 주관이 너무 뚜렷한 체질입니다. 고집이 말도 못하게 세지만 남들은 성격이 좋다고 합니다. '토' 체질처럼 자신의 고집을 주장하지 않고 남들이 아니라 하면 '그래!' 하고 수긍하는 체하지만 결국에는 자기의 주관과 고집대로 행하고 맙니다. 마치 방파제나 육지를 만나면 부서질지언정 방향을 바꾸지 않는 바닷가의 파도 같지요.

성격처럼 음식과의 궁합도 맞고 맞지 않음이 명확합니다. '화'의 음식과 맞지 않는데 우유, 밀가루 등이 이에 속하므로 먹지 말아야 할 음식이 너무 많아 괴롭습니다. 이 체질이 질병으로부터 벗어나기 힘든 건 음식 때문일지도 모릅니다. 해외여행도 부담이 될 경우가 많은데 바로 음식 때문입니다. 체질에 맞는 음식은 주로 한식인데, 외국에는 우유, 밀가루 등을 함유하지 않은 음식이 거의 없으니까요.

　질병은 주로 간(肝)의 기능과 관련된 질환이 많습니다. 간의 저장 능력이 약해 영양을 저장해놓지 못하는 까닭에 한 끼만 굶어도 다리가 후들후들 떨립니다.

　약물로서는 신경안정제, 철분제제 등의 복용을 삼가는 것이 좋습니다.

오행별 체질의 특성 정리

체질	장부	성격	건강	일어나기 쉬운 질병
목(木)	간, 담	영리하고 세심하며 상대에게 호감을 주는 매력형	간(肝)이 허하여 질병은 심(心) 쪽으로 진행되기 쉽다	신경성 질환(신경예민, 불안) 소화기질환(소화불량, 위·십이지장궤양) 하지질환
화(火)	심, 소장	火+:낙천적이고 활달하며 분위기를 이끄는 사교형 火-:포용력, 친화력을 가진 적극주도형 성격	심(心)이 허하여 질병은 위(胃) 쪽으로 진행되기 쉽다	소화기질환(소화불량, 위염) 한랭성 질환(한랭성 알레르기 등)
토(土)	비, 위장	자주성이 강하며 고집과 끈기의 목표달성형	비 위(脾 胃)가 허하여 질병은 장(腸) 쪽으로 진행되기 쉽다	대장질환(변비, 과민성대장증상) 호흡기질환(기관지천식, 폐렴)
금(金)	폐, 대장	명석하고 예리한 판단력을 가진 두뇌형	폐(肺)가 허하여 질병은 신(腎) 쪽으로 진행되기 쉽다	비뇨생식기질환(하지 무력, 정력부족) 신경성 질환(신경예민, 불면증)
수(水)	신, 방광	재치와 지혜를 가진 의리형	신(腎)이 허하여 질병은 간 쪽으로 진행되기 쉽다	간질환(간염, 간경변 등) 한랭성 질환(냉증, 한랭성 복통)

5. 음식과 약물의 음양오행

음식의 음양오행 구분을 알아보려면 아래의 표를 참조하기 바란다.

1) 각 음식의 음양 오행 구분표

	양(陽)	음(陰)
木	산초, 식초, 구연산	스쿠알렌 비타민C, 개고기, 장어, 게, 북어, 미나리,
火	고추, 알코올(술)	신경안정제, 양고기, 오리고기, 쑥갓, 우유, 밀가루, 팥, 송진
土	후추	소화제(제산제), 소고기, 감자, 고구마, 전분, 찹쌀, 콩나물, 참기름, 멸치
金	겨자	항히스타민제, 닭고기, 들기름, 백미, 배추, 무, 파
水	계피	부신피질호르몬제, 돼지고기, 소금, 호도, 잣

2) 각 체질별 주의할 음식

각각의 체질별로 섭취를 삼가야 할 음식과 약물이 있다.

아무리 좋은 음식과 약물이라도 체질에 즉 오행에 맞지 않아 상극(相剋)이 되면 역작용을 일으킨다. 위에서 보듯이 약물과 식품 역시 자기 나름대로의 오행 중 하나에 속하며 각 체질은 상극인 음식과 약물이 있기 때문이다. 따라서 각 음식, 약물의 오행을 잘 숙지하여 음용과 섭취에 주의를 기울여야 한다.

모든 약물과 식품은 상생(相生)과 상극의 관계에 따라 체질에 도움이 되거나 그렇지 않음이 결정된다. 만일 이러한 관계를 무시하고 약물을 투여한다면, 치료의 확률이 떨어지고, 확률이 떨어지면 의자(醫者)에 대한 신뢰가 없어진다.

굳이 상극의 음식 또는 약물만을 산술적으로 따진다면 체질의 분포가 목, 토, 금, 수의 체질이 각각 16.7%이며 화(+), 화(-)의 체질이 각각 16.7%이니 모든 체질에 대해 16.7% 정도의 부작용을 초래할 확률이 있다. 특히 '수' 체질의 경우에는 무려 33.4%의 상극이 되는 음식 또는 약물이 존재한다고 볼 수 있다.

이는 상극의 음식 또는 약물만을 따진 수치이며 증상에 따른 투여 또는 실즉자사(實則子瀉)의 원리에 맞추지 못하거나 혼합 투여로 인해 상극의 약물이 혼입되는 경우까지 고려하면 올바른 투여는 매우 어려워진다.

증치 즉 대증요법식의 치료로는 한계에 부딪칠 수밖에 없는 이유이기도 하다. 체질과 각 약물, 음식의 속성 파악이 매우 중요한데,

다음에서 각 체질별로 피해야 하는 음식과 약물을 구체적으로 살펴보자.

'목(木)' 체질

오행상 '목극토(木剋土)'로서 '토'에 속하는 약물이나 음식과는 상극의 관계이다. 단지 '토'에 속하는 음식은 약성이 강하지는 않은 편이어서 특별히 자극적인 반응을 일으키지는 않는다.

약물로는 제산제 즉 산화마그네슘 등을 주의해야 한다. '목' 체질의 경우는 체력이 약해 변을 끝까지 다 밀어내지 못하고 남겨놓는 경우가 많아 변비라 칭하는 경우가 많은데, 이를 치료하고자 산화마그네슘 제제를 사용할 경우 부작용이 발생하기 쉽다.

'화(火)' 체질

오행상 '화극금(火剋金)'으로서 '금'에 속하는 식품이나 약물과는 상극이다.

'화' 체질의 경우는 다른 체질보다 회복 탄력성이 다소 좋은 관계로 음식에는 그렇게 강한 부작용을 나타내지 않는다. 하지만 약성이 강한 항히스타민제, 진해제 등에는 심하게 반응하는 경우가 많다. 실제로 항히스타민제를 복용하고 정신을 못 차리는 등 '금'에 속하는 약물에는 부작용을 나타낸다.

'토(土)' 체질

오행상 '토극수(土剋水)'로서 '수'에 속하는 약물이나 음식과 상극이다.

'토' 체질은 자(子)의 관계인 금(金)의 장부 즉 폐, 대장, 피부에 질환이 발생하기 쉬운 체질이다. 그래서 아토피, 건선, 완선 등의 피부질환 탓으로 치료를 위해서는 '수'에 속하는 약물인 부신피질호르몬제의 투여가 불가결한데, 약성이 워낙 강한 관계로 심각한 부작용을 초래하기 쉽다. 같은 이유로 짠 음식(소금)의 섭취에도 주의하여야 한다. 피부질환 치료에 많이 쓰이는 스테로이드와 상극을 이루기 때문이다.

'금(金)' 체질

오행상 '금극목(金剋木)'으로서 '목'에 속하는 약물, 음식과 상극이다.

따라서 요즈음 너도나도 좋다고 한창 유행하는 '비타민C'의 복용에 주의를 기울여야 한다. 흔히 비타민C는 수용성이고 항산화제이기 때문에 누구나 많이 먹어도 지장이 없다고 하나 '금' 체질의 경우에는 심각한 부작용이 생긴다. 하체가 약한 특성이어서 근육이완제를 많이 사용하게 되는데 이들 근육이완제와 비타민C는 서로 맞지 않으므로 조심해야 한다.

또한 '목'에 속하는 음식인 장어, 꽁치, 스쿠알렌 등을 조심해야 한다.

'수(水)' 체질

오행상 '수극화(水剋火)'로서 '화'에 속하는 약물이나 음식과 상극

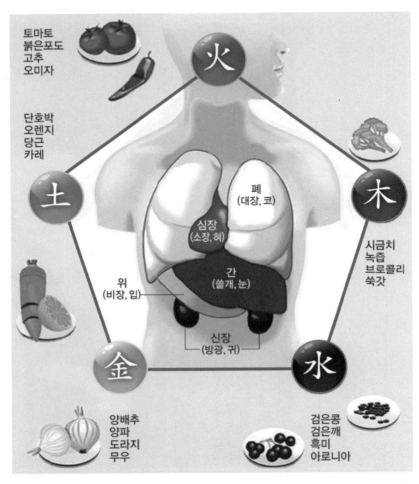

인체 장부와 음식의 오행

이다.

특히 '수' 체질은 음식과 약물에 예민하기 쉬운데 우리가 일상생활에서 많이 섭취하게 되고 이들을 원료로 한 가공식품이 많은 우유, 밀가루 등이 '화'에 속한다. 이 때문에 음식에 가장 많은 주의를 기울여야 하는 체질이라고 할 수 있다.

우유는 완전식품으로 분류되는 우수한 식품이고, 밀가루는 음식물의 가공에 거의 필수적인 식품이지만 '수' 체질에게는 소화가 잘되지 않고 거부반응을 일으키기 쉽다.

'수' 체질의 경우는 음식물에 주의하지 않으면 질병의 치료가 불가능할 정도로 심각하게 문제를 일으킨다. 약물의 경우는 신경안정제, '화'에 속하는 해열제 등과 상극이므로 주의를 기울여야 한다.

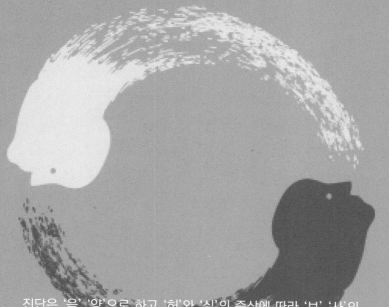

제5장
질병의 치료와 음양오행

진단은 '음' '양'으로 하고 '허'와 '실'의 증상에 따라 '보' '사'의 방법으로 치료하는 것이다. 인간은 근본적으로 '음'이라고 하였으므로 부족하고 무지할 수밖에 없다. 모든 것을 이해하고 알아서 치료하기는 매우 힘들고 불가능하다고 봐야 하는 것이다. 인간은 '음'이라는 진단이 내려졌고, 만성병은 '허'이므로 부족하고 약한 부위를 보충시킬 수 있는 방법만 알아낸다면 만병통치가 가능하지 않을까?

질병의 치료와 음양오행

1. 만병통치는 가능한가

　　현대에 이르러 첨단의학이 발달을 거듭했지만, 만병통치는 결코 가능하지 않다고 인식하기에 이르렀고, 그럼에도 이를 계속 주장하는 자는 정신이 나간 미친놈이거나, 헛된 망상에 사로잡힌 사람 정도로 취급하는 것이 현실이다.

　　서양의학의 관점에서는 인간의 병이란 증상에 따라 병명이 정해지고, 의약품이나 치료제의 경우도 어떠한 속성을 지니고 어떠한 효능과 효과가 있는가가 정확하게 구분되어 있다. 따라서 하나 또는 몇 가지의 물질이나 약물의 조합에 의해 치료 효과를 거둘 수 있다는 것은 어불성설에 불과하다고 여긴다. 그러나 여러 다양한 구조들이 복잡하게 얽히고설킨 환경 속에서 살아가는 현대인은 역시, 분명하지 않고 복합적인 요인에 의해 발생한 질병 탓으로 많은 고통을 당하고 있다.

몇 가지의 예만 들어본다.

변비 환자라 칭하는 경우 실제로는 설사 환자인 경우가 대부분이다. 왜냐하면 변비(陽)란 황색의 변으로서 굵어야 하는데 변이 묽기 때문이다. 이 경우는 완전히 쥐어짜지 못해 남았던 변이 오래되어 굳게 되는 바람에 배설이 되지 못하는 것이다. 이를 치료하기 위해서는 변을 단단하게 해주어야 하고 밀어내는 힘을 길러주어야 한다. 흔히 이런 증상에 투약하라고 광고하는 약물들은 설사를 하게 함으로써 한두 번은 시원함을 느끼게 해줄지 모른다. 그러나 설사를 더욱 악화시킴으로써 한층 더 증세가 심한 변비(?) 환자로 만들어 악순환을 반복하게 할 뿐이다.

고혈압 증상에 복용하는 혈압약은 심장의 기(氣)를 보충시키는 칼륨 제제를 사용하는데, 이렇게 하면 일시적으로는 심장의 기능 향상을 꾀해 증상을 억제할 수 있을지 몰라도 근본적인 원인을 치료하는 것은 아니다. 따라서 지속적으로 혈압약을 복용해야 한다.

또 하나의 문제점은 여러 약물의 혼합 투여의 경우, 부형제(賦形劑, 약제를 먹기 쉽게 하거나 일정한 형태를 만들기 위하여 첨가하는 물질. 가루약과 알약에 유당을 주로 섞는다.)를 섞으면 주 제제는 화(火) 또는 토(土)에 속하는 약물이 되어버린다. 이렇게 되면 본래의 의도와 달리 비위(脾胃)에 부담을 주어 문제가 생길 수 있으며, 이들 물질은 어차피 생체 물질이 아니므로 간, 신 등에서 해독 배설시켜야 하는 2차적 부담을 지닌다. 근본적인 원인 치료가 아닌 경우라면, 약물이 정말로 환자의 병을 치료한 것인지, 시간이 지남에 따라 환자 스스로의 자연 회복력에 의해 치료되었는지 생각해 보아야할 때가 많다. 어설픈 약물치료 효과가 환자의 자연회복력에 의한증상 호전보다 못한 경우도 많기 때문이다.

질병은 이기적 행위의 대가

인체의 각 장부와 그에 속하고 연관이 된 수많은 기관에서부터신경, 세포에 이르기까지 복잡하게 얽히고설킨 상태에서 질병의 원인을 정확하게 집어내는 것은 불가능하다 할 것이다. 이러한 이유때문에 음양과 오행의 법칙을 통해 문제를 해결하라 하였는데 현실은 이마저도 적용의 한계가 분명히 존재한다.

인간은 매우 똑똑하고 영리하고 만물의 영장이라 한다. 만물의영장이라면 우주 전체의 원리를 이해하고 인류에 이로운 방향으로만들어야 할 것이다. 이를 위해서는 우주의 모든 기(氣)를 품은 인간이 자연을 해치지 말고 함께 더불어 살아가는 방법을 깨우쳐야 할것이나 현실은 그러하지 못하다. 현재의 이익만을 위해 새로운 걸만들고 파괴하고 짓고 부순다.

타 동식물과의 관계에서도 인간 위주의 이익에만 매달린다. 피해를 당한 동물은 야성을 상실하고 인간에 아부하며 구걸하며 살아간다. 인간은 이를 대단한 자비를 베푸는 것으로 착각하고 우쭐댄다. 갈매기가 사냥을 포기하고 새우깡을 먹으며, 다람쥐는 나무를 타는것이 아니라 등산로에서 구걸행위를 하며, 고양이는 쥐 잡기를 포기한 채 쓰레기통을 뒤진다. 비둘기는 양념이 가미된 가공식품의 섭취에 열을 올리며, 멧돼지는 먹이가 없어 보금자리를 포기하고 도심으로 진출하는 등 자연의 질서가 깨어지고 있다.

애완동물로 온갖 별의별 동물을 키우며 생태환경을 아랑곳하지 않고 이기적인 행태를 멈추지 않고 있다. 개의 털을 모두 깎아내고 최고급의 옷(?)을 입히는데, 추위와 더위에 따라 자신의 모피(?)로써 체온 조절을 하는 동물에게 더 좋은 옷을 선물한들 자기 것만 하겠는가? 심지어는 발바닥이 아플까 봐 덧신까지 신겨주는 자비를 베푸니 과연 개가 얼마나 행복할 것인가. 동물을 사랑하는 것인지 학대하는 것인지 알 수가 없다. 근본적으로 야생동물을 집안에 가둬놓는 것 자체가 동물 학대가 아닐까?

자연환경이 망가지고 질서가 흐트러진 데 대한 책임은 만물의 영장인 인간의 몫이다. 개발을 위해 무분별하게 자연을 파괴하고 생태환경을 어지럽힌 이기적인 행위 때문에 결국 인간이 고통스러운 대가를 치르고 있다.

의(醫), 약(藥)에서도 마찬가지이다. 수많은 약물과 기기들이 개발되었다가 사라지고 또 새로운 의약품과 치료법이 등장한다. 옛날에는 아끼고 보관하고 버리지 않는 것이 중요했지만, 현대는 쓸데없는 재화는 빨리 없애고 단순화가 필요한 시대가 되었다. 이제는 버리는 데 더 많은 돈이 들어가는 것이다. 인간에게 이로움을 준다고 개발했지만 거꾸로 폐해만 가져오는 것도 많다.

이제는 뒤돌아보고 새롭게 정리해야 할 때인 것 같다. 만물의 영장이라고 자부하는 인간이 과연 자신들의 생존 터전인 자연을 정말 사랑하였는가를, 자연을 올바르게 이용하여 쾌적하고 안락하게 삶을 영위해가고 있는가를.

의학으로 범위를 좁혀 살펴보아도 영리하다는 인간은 눈앞의 이익에 급급하여 어리석은 행동으로 잘못을 범하고 있다.

치료의 기본은 다음과 같다. 즉 동양의학이든, 서양의학이든 급성병에는 증치(症治: 대증요법, 증상을 억제하는 치료)하고 만성병에는 본치(本治: 원인요법, 질병의 원인을 제거하거나 자연회복력을 이용한 치료)하는 것이다. 응급환자 또는 중환자실의 환자를 제외하면, 거의 대부분이 만성병 환자이다. 즉 만성병 환자에게는 본치(원인요법)가 필요하지 증치(대증요법)는 소용이 없으므로 질병의 증상은 크게 중요하지 않다. 다소 치료가 늦어지더라도 긴 안목에서 근본치료를 위한 방법을 찾아야 한다.

그럼에도 의자(醫者)든 환자든 증상만 얘기하고 증상에 따른 효능 물질(약물)이 무엇인지 고르고 선호한다. 당장 치유 효과가 조금이라도 나타나는 의료법에 매달리는 것이다. 시간이 지나 자연치유력에 의해 저절로 회복된 병을 약물이 고쳐주었다고 생각한다. 그러고도 기본에 어긋난 자신의 선택이 옳았다고 자위한다.

참으로 어리석은 일이다. 더욱 가관인 것은 잘못된 치료법을 택하고 있는 많은 의자(醫者)들이 원인치료가 중요하다고 말하는 것이다. 그리하여 수많은 첨단 의학 기기 등을 동원하여 환자의 몸을 촬영하고 검사하고 들여다보지만, 자신이 미리 예견한 부위의 상태를 확인하는 차원에 불과하다. 증상으로만 판단하였기에 이미 틀린 상태에서 말이다. 그리하고서도 결과는 대증요법이다.

2. 질병 치료법의 기본

"인위지병 한열허실 사종불과 기증이다겸견야(人爲之病 寒熱虛實 四種不過 其證而多兼見也)"

인간의 질병은 한(陰), 열(陽), 허(만성), 실(급성)의 4가지로 나눈다. 단지 그 증상은 수많은 형태로 나타난다.

이 이론을 알기 쉽게 설명하면 다음과 같다.

대증요법을 주로 하는 서양의학의 관점에서는 수만 가지인 질병의 증상명이 병명이 되기 때문에 병의 종류가 많으나, 동양의학에서는 음병(陰病)과 양병(陽病)의 두 가지밖에 없으며 증상에 따른 분류로는 허(만성)와 실(급성) 두 가지뿐이라 하였다.

앞서 얘기한 바처럼 인체는 근본적으로는 '음'이라 하였고 환자 또한 '음'이기에 질병은 '음 부족'을 의미하는 것이고, 이에 따라 나타나는 증상은 증상의 경, 중에 따른 허(虛)와 실(實) 두 가지뿐이다. 그중 실(實) 즉 급성이나 중증의 환자는 응급실 또는 중환자실에서 치료해야 하지만, 여타의 경우에 의자(醫者)는 증상이 가벼운 허증 환자, 즉 만성병 환자만 치료(?)한다 할 것이다.

그래서 극히 일부분의 환자만 제외한다면 증세와 관계없이 원인 치료를 행하면 될 터이고 원인치료의 기본은 결국 피로 회복, 면역력 증진, 체력 증강이니 이렇게만 하면 치료하지 못할 질병이 없다.

음과 양의 불균형

음양의 원리를 상기하면 또다시 만병통치의 길이 열려 있음을 알 수 있다.

음양의 기본이론은 상대성과 상호성이라 한다. 서로 반대이지만 같이 존재하지 않으면 안 된다는 이론이다. 일면 맞는 말이고 당연한 거 아니겠냐고 할지 모르지만 서로 반대되는 성분이 항상 같이 존재하고 균형을 이루면 아무런 문제가 없다.

그렇지만 음과 양은 항상 불균형이며 도저히 맞을 수 없는 것이 인간 세계이다. 다시 말하자면 남성과 여성의 수, 좌측과 우측, 과거와 현재, 현재와 미래, 부자와 빈자 등 모든 부문에 걸쳐 균형을 이루지 못함에 따라 문제가 발생하는데, 인체에서는 이를 질병이라고 일컫는다.

인체 역시 균형을 맞추지 못하고 불균형을 이루기 때문에 발생하는 질병이 많다.

외견상 나타나는 인체구조만 살펴보더라도 여성의 가슴, 남성의 고환 등, 좌우 균형이 정확하게 이루어진 곳이 별로 없다. 얼굴의 좌우, 오른손과 왼손, 오른쪽 엉덩이와 왼쪽 엉덩이 등 균형을 맞춘 곳을 찾아보기 어렵다. 좌우뿐 아니라 상하도 평형을 유지해야 인간의 활동이 조화를 보이겠지만 그렇지 못하기 때문에 인체는 걸핏하면 이상 증세가 나타난다.

그래서 모든 인간은 정상이 아니라 불균형 상태에 놓여 있으며, 이것이 바로 '음(陰)'이며 질병에 쉽게 노출되는 이유이다.

'음'인 인간은 항상 욕구불만에 시달리기에 만족한 상태(陽)를 꿈

꾼다. 언제나 '양'이 되기를 추구하고 이를 위해 노력하나 죽을 때까지 '양'이 되지 못한다. '양'이 되기보다는 오히려 점차 '음'이 되어간다. 영원한 생을 살 수 없으니 나이가 들수록 죽음(陰)과 가까워지며 음이 되어가는 것은 당연하다 하겠다.

질병에 걸린 환자가 만병통치를 꿈꾸는 것은, 음인 인간이 도저히 이룰 수 없는 꿈인 양을 지향하는 것이니, 음양론에서 보면 결국은 '음'으로 귀결될 터이니 이론적으로는 불가능하다. 그렇지만 대부분의 만성병 환자에게는 '본치(원인치료)'가 원칙이기에, 증상과 상관없이 일정 부분의 만병통치가 가능한 길이 있다.

치료의 기본은 음의 보충

음양과 오행은 동양의학 더 나아가서는 동양철학, 동양사상의 기본 이론이다.

음양론의 기본은 부족한 곳, 약한 곳이 크게 보이고 강해 보이는 법이다. 음(마이너스)임을 전제로 하면 큰 쪽이, 강해 보이는 쪽의 절대량이 많기 때문이다. 바꿔 말하면 큰 곳이, 강해 보이는 곳이 부족하고 취약하다는 것을 알아야 한다.

음, 양의 구분은 부족한 곳을 칭하는 것이니 칭하는 곳이 약한 곳이며 바로 약하고 부족해진 곳을 보충해주는 것이 바로 올바른 질병 치료의 기본이다.

환자는 음이며, 음 부족이다. 따라서 환자를 치료하는 방법은 음(陰: 영양, 진액, 호르몬)을 보충해주어야 한다.

음을 보충해주는 방법에는 어려움이 따른다. 음이란 원래 가늘고, 약하고, 콤플렉스가 많은 법이니 아주 섬세하여 정확한 방법을 취하지 않으면 심각한 부작용을 초래한다. 따라서 음을 보충해주되 각 질병의 특성, 환자의 '체질'을 고려하여 각 약품이나 식품의 '속성' 과 서로의 연관 관계에 따라 정확성을 기하여야 한다.

오행의 이해와 본치(本治)

의자(醫者)의 역할과 의무는 음을 정확하게 보충해주는 것이다. 인간 각각의 체질과 식품, 약물, 물질 등의 속성을 정확하게 파악하여 잘 조합해야 음 보충이 효과를 거둘 수 있다. 따라서 의자는 오행론(五行論)의 정확한 이해를 통해 인체와 약품, 식품 등이 완벽하게 조합을 이루도록 해야 한다.

'오행론'은 우주의 구성 요소를 이해하고 이들의 상관관계를 파악하는 이론이다. 서론에서 부분적으로 설명하기는 했지만, 이 책의 중추적인 이론이니 중복되는 부분이 많더라도 다시 한 번 핵심적인 내용을 짚고 넘어가고자 한다.

우주는 '목' '화' '토' '금' '수'의 속성을 가진 개체들이 모여 구성되고 우주의 모든 생물체와 무생물들은 각각 오행 중의 어느 한 속성을 따라 생멸을 거듭한다.

소우주인 인체도 '목' '화' '토' '금' '수'의 속성을 지닌 '오장(五臟)'과 '육부(六腑)'로 구성되어 있다. 인체를 오행에 적용해 보면 간=목, 심장=화, 비장(췌장)=토, 폐=금, 신=수의 오행으로 구성되며 간과 담, 심장과 소장, 비장과 위, 신과 방광이 음과 양으로 연결된다.

오행의 특성을 고려한 처방을 예시해보자.

크고 강한 것처럼 보이는 것이 약하고 보충이 필요한 장부라고 했는데, 인체 중 가장 크고 가장 일을 많이 하는 부위는 폐(肺)와 대장 즉 '금(金)'이다. 따라서 폐, 대장은 사(瀉, 열과 기를 가라앉힘)해서는 안 된다. 큰 곳이, 강해 보이는 곳이 제일 약한 곳이니 폐, 대장이 가장 약한 곳이기 때문이다.

또한 인체의 대표 기관은 심장과 소장인데, 소우주인 인체는 약한 존재이므로 대표 기관인 심, 소장도 약하므로 이들 기관 역시 사(瀉)해서는 안 된다.

간(肝)과 담(膽)의 경우는 심장을 도와 심장에 힘과 기(氣)를 주어야 하는 곳이므로 이를 보(補)해서는 안 된다.

비장과 위, 신장과 방광은 경우에 따라 적절히 보(補), 사(瀉)를 결정하면 된다.

이 장(章)의 서두에서 말한 바와 같이 우리가 접하는 보통 환자의 경우는 실증(實症), 즉 병세가 심한 급성(急性) 상태가 아닌 만성(慢性) 즉 허증(虛症)의 상태이니 증치(대증요법)을 행해서는 안 되고 본치(원인요법)를 행해야 한다. 인체와 장부의 오행 특성에 맞는 치료법의 조합으로 심장과 폐를 사(瀉)하지 아니하고 간을 잘 다스리면 체력이 증강되고 병사를 스스로 물리칠 수 있을 것이다.

이처럼 오행의 특성을 잘 조합하여 원칙에 맞게 조합하면 대증요법을 쓰지 않고도 만성병을 완전하게 치유할 수 있는 길이 열려 있는 것이다.

하지만 중치를 하지 않고 본치 요법을 행할 경우 많은 거부 반응이 있을 수 있다. 우선 기득권을 가진 의자(醫者)들이 자신의 이론을 포기하기 어려울 것이다. 앞서 말한 바와 같이 시간이 흐름에 따라 나타난 자연치유의 결과를 자신들의 대증요법이 효과를 보았다는 생각을 바꾸기는 현실적으로 불가능할 것이다.

일반 환자들도 오랜 관행으로 인해 거부반응이 있을 수 있다. 예를 들어 열이 있는데 해열제를 쓰지 않고 어떻게 낫느냐, 통증이 심한데 어떻게 진통제를 쓰지 않고 되겠느냐, 증치를 하지 않으면 기간이 오래 걸리지 않겠느냐 등 많은 의문을 제기할 수 있다.

그러나 실제로는 본치(원인 요법)의 경우가 훨씬 더 빠르고 강력하게 나타난다. 대증요법으로의 치료로 나타나는 증상의 경감은 나타나지 않거나 나타나더라도 대부분 일시적이다. 따라서 면역력을 길러 완벽한 치료에 이르기까지 시간이 오래 걸리고 입원 퇴원 등의 절차를 반복하기 마련이다.

체력과 면역력의 저하

원인치료를 행하기 위해서는 '원인'을 파악해야 할 것이다.

외상 등 사고를 제외한 일반적인 만성질환 대부분의 경우는 체력 부족, 면역력 부족에 기인한다. 인체는 면역력이 있어 신체에 웬만한 무리가 오더라도 자체적인 탄력성에 의해 회복된다. 질병이 발생했다는 것은 면역력, 체력이 회복 탄력성(resilience)의 범위를 넘어섰음을 의미한다. 한마디로 얘기하면 체력과 면역력이 현저하게 저하되었다는 의미이다.

체력과 면역력의 부족은 어떨 때 발생하는가?

첫째, 음양의 원리에 따르면 인간도 음(陰)으로 분류되지만, 환자는 더더욱 음의 상태라고 할 것이다. 부족하고 약한 인간이 본능과 욕망 등에 의해 적당한 활동을 하지만 때로는 무리하는 경우가 있을 수 있고, 주위의 환경(기후 또는 사회적 요인)이 인체에 부담을 줄 수도 있다. 여기에 음양과 오행의 이론을 대입하면 폐, 대장의 기능 저하가 병의 근원 즉 체력 저하의 원인이 되는 경우가 많다.

오행의 원리에 따라 오장(五臟)과 육부(六腑)는 서로 연관관계를 가지며 기능하기 때문에 어느 한 곳이 약해지면 전체적으로 모두가 약해진다. 오장(五臟) 중 특히 가장 크고, 가장 일을 많이 하는 폐와 대장이 제일 먼저 약해지기 쉽다. 따라서 폐, 대장의 기능 저하가 전 장부 특히 인체의 대표 기관인 심장의 기능 저하를 유발하여 전체적인 장부의 기능이 떨어지는 것이다.

둘째, 올바른 섭생을 하지 못하는 경우도 체력 부족이 유발된다.

인체는 식사, 운동, 목욕, 수면, 호흡 등의 섭생과 노동, 음주, SEX, 흡연 등의 행위를 통해 체력 보강과 소모를 반복하며 살아간다. 삶의 기본이 되는 매우 중요한 행위들인데, 모든 행위가 음양과 오행 중 어느 하나에 속해 있다. 따라서 각각의 행위는 음양과 오행의 법칙을 무시할 수 없다.

예를 들어 호흡은 '폐, 금(金)'에 속하며 '열'을 뺌으로써 '음'을 보충하는 섭생 방법이다. 그런데 요즈음 '폐, 금'의 행위인 호흡을 코로 하지 않고 입으로 하는 사람들이 많다. '폐, 금'의 행위를 '입, 토(土)'로 행하면 음양과 오행의 원리에 맞지 않아 올바른 섭생이 되지 못한다. 그래서 '폐와 대장'의 질환인 비염, 축농증, 피부 알레르기 등의 환자가 많고, 치료한다 하더라도 대증요법만 행하는 관계로 치료 및 투여 중에는 증상이 없어지고 낫는 것 같지만 치료를 멈추면 또다시 원위치로 돌아간다.

이처럼 모든 부분에 '음양오행'의 법칙이 지켜지지 않은 채 섭생을 하고, 대증요법의 약물에만 의존하는 상태가 되었으니 환자가 증가하고 낫지 못하는 것이다.

원인치료 요법

만성병, 허증의 경우는 증치(대증요법)를 행해서는 안 되며 치료가 무의미하다는 사실을 아무리 입으로만 떠들어 보아야 별반 공감을 얻기가 어려울 것이다. 실제로 원인요법을 경험해보지 않으면 원인치료 효과의 신속성과 부드러움을 모른다.

원인요법이란 체력, 면역력을 증강시켜 환자의 인체 스스로 치유가 되도록 하는 것인데, 이를 위해서는 '폐, 금'의 보충 및 '심, 화(火)' 기능을 증강시켜야 한다.

또한 인체는 음이며 환자 역시 음이므로 약한 곳을 호칭하는 이론에 의해 심, 폐에 '음(영양, 진액, 호르몬)'을 보충해 줌과 동시에 간열(肝熱)을 제거할 수 있도록 조합하여 비율을 맞추어 주면 거의 모든 만성질환의 치료가 가능하다. 면역력 부족으로 고통을 겪는 환자에게 약간의 도움만 주어도 신속하고 부드럽게 효과가 나타난다.

여기에 개인의 체질을 정확히 파악하여 체질과 맞거나 맞지 않은 음식, 약물 등을 취사선택하고, 자신의 특성과 약점을 알아서 미리 대비하면 좋을 것이다. 또한 섭생의 올바른 이해를 통하여 음양오행

의 원리에 맞는 섭생을 한다면 체력이 더욱더 강해지고 만성질환에
시달리지 않게 될 것이다.

3. 만병통치의 가능성

만병통치는 불가능한가

만병통치! 인간이라면 누구나 참으로 바라왔고 꼭 필요한 것일 것이다. 누구나 바라왔고 모두에게 필요한 것이면 이루어져야 하지 않을까.

진시황으로부터 현재에 이르기까지 수많은 시도와 노력이 거듭되었고, 놀랄 만한 과학의 발달에 따라 첨단의학과 의료기기들이 등장했지만 아직 전인미답의 경지로 남아 있는 것이 사실이다. 현재에 이르러서 만병통치를 주장하면 '허무맹랑한 사기꾼' 또는 '맛이 좀 간 사람' 등으로 치부되어 버리기 일쑤다.

그러나 필자는 이토록 어렵고 힘든 만병통치의 길도 음양오행의 원리를 잘 따른다면 어쩌면 지극히 쉽고 간단하게 해결할 수도 있지 않을까 하고 희망을 품고 있다. (이 책을 읽는 독자들이 필자를 '돌+아이'로 취급한다고 해도 어쩔 수 없는 일이다. 서양의약을 전공한 후 동양의학을 접한 필자의 확고한 신념이므로!)

다만 기존의 동서양 의약에서 이미 확실히 구분해 놓고 있는 대로 필자가 말하는 만병통치도 한계가 있음을 인정하지 않을 수 없다. 즉, 질병의 치료 방법으로 급성(실증) 질환은 대증요법(症治, 증상 치료)을 행하고, 만성(허증) 질환은 원인요법(本治－동양의약)을 행해야 한다고 규정되어 있는데, 급성(실증) 환자의 경우는 응급실, 중환자실 등에서 처치해야 할 환자로서 필자가 주장하는 만병통치의 개념을 벗어난다는 것이다. 이미 제 기능이 3분의 2 이상 손상된 장부를 원상회복 시키는 것은 필자가 언급할 위치에 있지도 않거니와 감당할 실력도, 능력도 없음이 자명하다. 필자가 주장하는 만병통치 요법은 어디까지나 만성질환(허증) 환자의 원인요법(본치)에 국한하는 것이다.

누구나 다 알듯이 모든 병은 무리로 인한 체력 저하로 인해 면역력과 회복탄성력의 부족임은 두말할 나위가 없다. 그렇다면 체력 증강을 통하여 환자 스스로 치료토록 해주면 급성병(실증)을 제외한 모든 질병이 치료될 수 있다는 것이 필자의 만병통치 가능론이라고 정리할 수 있겠다.

새로운 주장도 아닌 만성질환자의 치료가 가능하지 못하는 이유는 두 가지로 볼 수 있다.

첫째, 응급실, 중환자실 등의 급성 환자 담당이 아닌 일반 의자(醫者)들이 만성질환자들을 상대로 급성(실증)병의 치료법인 대증요법을 행하고 있고, 이에 이의를 제기하는 자는 없다. 그리하여 차료의 주체가 환자가 아닌 의자가 되어버린 현실이 작금의 상황을 초래하였다. 환자가 급성 환자이든 만성 환자이든 가리지 않고 대증요법을 행하는 것이다. 마치 스포츠 분야에서 선수의 상태를 무시하고 감독이 경기를 하는 것과 다를 바 없다. 아무리 훌륭한 전략이라 해도 선수의 체력과 기술이 따라주어야 경기를 이길 수 있는데, 순전히 감독의 작전이 좋아 경기에 승리하는 것으로 오인하는 무지가 판을 치고 있는 것이 의료계의 현실이다.

환자의 체력, 면역력을 증진시켜 스스로 나을 수 있도록 해주어야지 의자(醫者)가, 약물이 치료하는 것으로 생각하니 기본에 어긋나는 것이다. 기본을 무시해서는 좋은 결실을 이룰 수 없음은 두말할 나위가 없다.

둘째, 의자들이 체력과 면역력의 증진 방안을 모른다.

서양의학은 병인으로 세균, 바이러스의 감염과 정신적 요인을 꼽고 있으며, 동양의학에서는 6음과 7정을 말하고 있다. 6음(六淫)이란 풍(風), 한(寒), 서(暑), 습(濕), 조(燥), 화(火)의 부조화 현상을 말하고, 7정(七情)은 희(喜), 노(怒), 우(憂), 사(思), 비(悲), 공(恐), 경(驚) 등의 정신적 병인을 뜻한다. 이러한 병인은 의자가 약물로써는 도저히 해결할 수 없는 사항이다.

결국, 체력과 면역력의 증진은 환자 스스로 식사, 운동, 수면, 호흡 등 올바른 섭생을 통해서만 가능하며, 올바른 사회생활과 정신적 수양으로 삶의 즐거움과 보람을 느낄 수 있어야 정신적 병인에서 벗어날 수 있다. 환자 스스로의 치료가 중요한 것이다.

만병통치를 위한 음식과 약물

약물과 음식들은 체질에 따라 달리 반응하는 것이지 모두에게 똑같은 효능을 보이지 않음은 앞 장의 체질론에서 상세하게 밝힌 바 있지만, 이해를 돕기 위해 다시 언급하고자 한다.

우유는 '수(水)' 체질에게는 독약과 다름없어, 아무리 영양학적으로 성분이 우수하다 해도 '수' 체질에는 전혀 도움이 되지 않는다. 또 비타민C가 아무리 좋다고 하지만 '금' 체질에게는 많은 부작용을 낸다. 스테로이드가 매우 좋은 약이나 '토(土)' 체질에게는 심각한 부작용을 나타낼 수 있음도 전술한 바 있으며, 빈혈이 심하다고 철분제제를 권하는 경우가 많으나 '수' 체질에게는 빈혈을 더욱더 심화시키기도 한다.

이처럼 각 개체(음식, 약물 포함) 간에는 상생, 상극 관계가 존재하는데 이를 무시하고 증상에 따라 투약함은 앞서 말한 기본에도 어긋난다.

따라서 만병통치의 방법이란 음식과 약물의 속성을 무시한 투약이 아니어야 할 것이다. 또한 체내에 들어가 각각 다른 체질에서 어떻게 대사될지 모를 약물을 사용할 것이 아니라 사회적 동물인 인간에게 외부에서 약하게나마 도움을 주어 스스로 치료가 되도록 하는 것이 바람직하다.

건강한 자와 환자의 차이는 백지장 한 장의 차이이다. 아주 조그마한 차이로도 환자는 위기에서 벗어날 수 있다. 만일 간단한 운동이나 맛있는 음식의 섭취로 피로가 덜하여서 마음이 편해지고 자신감이 생기고 불편함, 통증이 없어지면 이게 바로 만병통치약이 아닐까? 간단한 피로회복제나 면역력 증진제와 고도의 기술과 노력이 필요한 항생제 또는 항암제 등 중 어느 쪽이 환자에게 실제적인 도움을 줄 수 있을까 생각해보자.

고도의 기술력과 투자와 노력으로 탄생된 항생제, 항암제 등의 약물은 노력과 투자에 대한 대가로써 매스컴의 각광을 받고 환호를 받을 수 있지만, 실제로 그들의 치료율 및 부작용은 숨겨지거나 조작되는 경우가 많다. 실질적인 치료율이 높지 않고 부작용의 발현이 심각하다면 재고해보아야 할 것이다. 획기적인 신약이라고 매스

컴에 소개되거나 마케팅의 영향으로 한때를 풍미하다 소리소문없이 사라져 버린 의약품들이 상당수에 이른다. 궁극적으로 제품의 라이프 사이클(Life Cycle)이 짧다면 문제가 있다고 보아야 할 것이다. 결국 라이프 사이클이 짧다는 것은 치료율이 낮았다는 뜻일 것이고 효과가 미미하다는 뜻인데, 자꾸 반복되고 있다. 이를 보더라도 원인요법의 중요성과 환자 중심의 치료 원칙이 지켜져야 한다는 것을 웅변한다 할 것이다.

면역력 증진 칩(chip)

피로 회복을 돕고 면역력 증진시켜 주는 약품이나 도구가 등장한다면 평상시는 물론 만성의 상태에서도 사용 가능할 것이며 원인요법이 되어 치료율도 높고 당연히 라이프 사이클(Life Cycle)도 길어질 것이다. 제조 원가가 낮다면 이익률 또한 가늠하기 힘들 것이다.

필자는 만병통치는 가능하다는 평소의 소신을 관철하고자 피로 회복과 면역력을 증진시켜주는 칩(chip)의 개발을 생각해본 적이 있다. 칩이 불편하고 번거롭다면 간단한 팔찌로써 면역력이 좋아지는 방법을 모색하기도 했다.

그러나 필자의 이러한 생각들이 제도권으로 진입하기 위해서는 정상적인 절차에 의한 인허가 및 신고 등이 필요하다. 또한 현재로서는 임상실험을 거쳐 의료당국의 허가를 득하지 않은 채 세부적인 내용을 공개하면 많은 거부반응이 있을 수 있으므로 약품 쪽으로는 불가하고 공산품이나 식품, 화장품 등의 개발이 가능할 것이다. 물론 이마저도 의학적 효능이나 효과를 표방하면 의료법 위반일 수밖에 없다. 따라서 현재로는 공산품인 칩 또는 팔찌 생산을 시도해볼 수밖에 없으며, 추후 이 이론과 실제가 일치한다는 공감대가 형성되면 다른 분야로도 진출이 가능할 것이다.

4. 질병과 심장

예로부터 "심위군주지관(心爲君主之官)"이라고 하여, 인체의 심장은 임금과 같은 기관이라 하였다.

인체의 모든 힘은, 기능은 심장으로부터 나오고 다른 장부는 심장의 기능을 극대화하고 보조하는 역할을 한다. 자동차로 따지면 엔진의 모터와 같은 역할로서 모든 동력은 여기서 발생하며 라디에이터, 배터리 등의 여타 부속물은 모터의 동력을 극대화하고 원활한 추진을 돕기 위해 존재한다.

인체의 심장도 자동차처럼 공랭식(空冷式)과 수랭식(水冷式)을 겸한다고 할 수 있다. 휘발유(음식)를 동력의 기본으로 하고 호흡, 목욕, 수면(휴식) 등을 통하여 과잉된 열을 제거하며(공랭), 운동(땀), 배설(대소변)을 통해 불순물을 제거한다(수랭).

올바로 먹는 것(식사)과 올바로 배출하는 것(땀, 대,소변)과 올바른 관리(호흡, 목욕, 수면)는 어느 것 하나 중요치 않은 것이 없다. 이러한 모든 섭생을 통하여 심장은 에너지를 제공받음과 동시에 불필요한 열, 찌꺼기 등을 제거하며 인체의 대표기관으로서 모든 것을 관장한다. 즉 올바른 에너지를 제공받아야 하고 올바른 방법으로 불필요한 열, 찌거기 등을 제거해야 하는데, 이 모든 기능은 심장의 몫이다.

이렇게 중요한 부위가 심장인데, 우리는 일상생활에서 심장이 부담을 느낄 만한 행위를 너무 많이 하며 살아간다.

음식을 음양과 오행(체질)의 구별 없이 맛을 위주로 하여 섭취하고, 그러한 결과 자극적인 입맛의 인스턴트 음식 등을 탐닉하게 되면 영양에 불균형을 초래한다. 또한 냉동, 냉장 기술(?)의 발달로 신선한 바이오 음식을 제철에 섭취하기보다는 오래 저장하여 음(영양)이 손상된 음식을 선호하기도 한다. 신선한 음식을 취하기 위해 개발된 기술들을 과신하고 너무 오랫동안 보관하면 오히려 영양을 파괴하기 쉬운 것이다.

가을, 겨울이 되어 온도가 낮아지면 인체도 건조해지고 힘이 부족해지지만 여타의 다른 생물체(동물, 식물 등)들도 영양물질을 소모해야만 한다. 가을, 겨울은 봄, 여름에 비해 음(陰) 즉 액, 영양, 진액 등이 부족해지는 계절이다. 식물은 말라 죽는 것이 대부분이며 살아 있는 식물도 액체는 거의 없는 상태에서 뿌리만이 겨우 생명을 유지하고 버틴다. 대부분의 동물도 활동을 줄이고 최소한의 활동만으로써 다가올 봄, 여름을 기다린다. 겨울에는 인체의 피부도 진액이 부족하여 마르므로 가려움증이 심해지고 더욱 심해지면 습진처럼 무르고 터진다. 가을, 겨울에는 음 즉 영양, 진액 등이 부족해지는 것이다.

이는 생물체뿐만이 아니라 생명이 없는 무생물에도 적용된다. 싱싱한 음식과 오래된 음식은 맛과 향, 영양물질에 많은 차이가 있는데, 냉장 특히 냉동 후 음식은 영양이 망가져 칼로리는 같을지 몰라도 실질적인 영양성분은 파괴된 상태이다.

코 호흡이 아닌 구강 호흡의 문제점은 앞에서 지적한 바 있는데 알레르기, 비염, 축농증 환자의 대부분은 입으로 숨을 쉰다. 입으로 숨 쉬는 것은 '심, 화(火)'의 열을 끄는 것으로서 심의 열은 함부로 끄지 말아야 한다는 기본 원칙에 위배되니 심장의 부담이 가중될 수밖에 없다. 코가 막히니 입으로 숨을 쉰다고 항변하지만 코를 사용하지 않아 기능이 떨어진 것이다. 입을 테이프로 붙여 막아 놓으면 숨을 코로 쉴 수밖에 없는데 이리하면 2~3분 내로 코가 뻥 뚫린다. 닭이 먼저인지 계란이 먼저인지 확실히 구분해야 한다.

배설 또한 엉망으로 요즈음 사람들의 변은 갈색, 흑갈색으로 나온다. 이는 오랫동안 장 속에 머물렀음을 의미하며 불순물을 오랜 시간 몸 안에 지니고 있었음을 의미한다. 불순물이 많으면 머리가 찌뿌듯할 뿐만 아니라 이 또한 심장의 부담으로 작용한다.

심장에 부담이 많으면 어느 장부 하나 편안할 수 없다. 따라서 건강을 유지하는 방법은 심장의 부담을 덜어주고 심장의 힘을 불어넣어 주는 것이라야 할 것이다. 심장의 마력이 증가되면 모든 기능이 증가될 것이기 때문이다.

바이오한 음식의 부재, 틀린 지식으로 인한 관리 부실로 이어지는 현대인에게 심장의 기능을 증가시켜 줌이 만병통치의 지름길이라고 할 수 있다.

5. 대변(大便)으로 판단하는 건강 상태

의자(醫者)의 등급에 상의(上醫), 중의(中醫), 하의(下醫)의 세 등급이 있다고 한다.

상의란 환자를 척 보기만 해도 아는 자를 말한다. 옛날 한 스님이 시주를 구하러 왔다가 어떤 사람을 보고 쯧쯧 혀를 차며 며칠 살지 못하겠다며 돌아갔는데 며칠 내로 죽었다는 일화가 있다(視診). 이 스님 같은 의사를 상의라 한다. 중의란 듣기만 해도 알 수 있는 의사를 말한다(聞診). 하의란 환자에게 물어보고(問診) 환자를 만져보고 (觸診) 맥을 보고(脈診) 진단하는 의자를 말한다.

일반적으로는 하의가 되려고 노력하지만 쉽지 않아서, 대부분의 의자는 하의도 되지 못하고 일생을 마친다. 그만큼 의술이 어렵다는 얘기이다. 따라서 일반인은 물론 하의도 못 되는 대부분의 일반 의자들은 대변으로 인체의 건강 상태를 진단하는 것이 쉬운 방법이라고 할 수 있겠다.

고서에는 대변의 색깔, 경도, 냄새 등을 통하여 진단하라 하였다. 불쾌한 냄새가 없고, 황색이며, 적당한 경도를 지닌 것이 건강한 상태이며 그렇지 못한 것은 건강에 이상이 있음을 의미한다. 불쾌한 냄새가 나는 것은 정상적으로 발효되지 못했음을 나타낸다. 밝은 황색이 되지 못하고 갈색, 흑갈색 내지는 흑색의 변은 장에 오래 머물러 인체가 불순물을 지니고 있었음을 의미한다. 경도는 적당히 단단함을 유지해야 한다. 동물들은 배설 후에 항문을 닦을 필요가 없을 정도로 대변이 완전히 발효된 상태이다. 또한 장에 적당한 윤활제가 존재하여 미끄러지듯이 배출되어야 한다. 그런 상태여야 배변이 고통스럽지 않고 배변 후 시원, 상쾌함을 느낄 수 있다. 배변, 배뇨 등의 섭생은 심장의 열을 식히는 적극적인 방법 중의 하나이다.

건강한 배변의 조건을 매일(everyday dung), 아침에(morning dung), 노란색(yellow dung)이라고 말해 볼 수 있다. 여기에 하나 덧붙이면 변은 단단해야(stiff dung) 한다. 현대는 사회가 복잡다단하여 제각각 일상생활의 형태가 다양하므로 장기출장이나 야근을 하는 사람 등 규칙적인 생활이 불가능한 것을 고려하면 every morning은 다소 무리가 있어 보인다. 현대에는 yellow & stiff(단단한 황색 변)만 잘 유지해도 될 것 같다. 대변이 yellow인 것은 불순물을 오랫동안 보관하지 않았다는 것을 의미하며 stiff란 음 부족, 영양 부족이 아닌 건실한 상태라는 것을 의미한다.

건강을 위해 식품, 약물을 복용한 경우에 대변의 yellow & stiff 상태가 나타나지 않는다면 올바른 투여가 아님을 알아야 한다. 새로운 약물이나 건강 기구 등을 개발 시에 대변의 yellow & stiff 현상 여부를 통해 효능, 효과를 판단하는 것도 유용한 방법 중 하나이다.

6. 칩과 팔찌

　오행(五行) 즉 체질에 따라 음식과 약물이 다르게 작용할 수 있어 보약이 독약이 되고 독약이 보약이 될 수 있으니(補라 하여 항상 補가 아니고 瀉라 하여 항상 瀉가 아니다), 어찌해야 모두에게 득이 될 수 있겠는가를 살펴서 방법을 연구하는 것이 만병통치를 위한 첫걸음일 것이다.

　체력과 면역력을 증진시키는 방법을 알아보자.

　첫째, 음양의 법칙에서 인간은 인체는 '음(陰, 작고 약함)'임을 인식함으로써 출발한다 하였으니 인체의 병을 치료하는 것은 항상 부족하고 약한 음 즉 영양, 호르몬, 진액 등을 보충해 주는 것임은 여러 번 강조한 바와 같다 '음의 보충(滋陰)' 또는 '양의 소모(瀉火)'를 통하여 음과 양의 균형을 맞추어 체력을 강화시켜야 한다.

　이 중 어느 방법이 더 좋은가는 상황에 따라 다르나 일반적으로는 '사화(瀉火)'의 방법이 훨씬 빠르고 확실하다. 음식의 섭취 등을 통한 음의 공급으로 체력을 증진시키고자 하지만, 보충이 충분하지 못해 발생된 허열을 꺼줌(사화)으로써 전체적인 체력의 증가가 일어나기 때문이다. 여기에서도 '보(補)라 해서 전부 보가 아니고 사(瀉)라 해서 전부 사가 아니다'는 이야기가 적용됨을 알 수 있다.

　둘째, 오행의 법칙에서 상생, 상극의 원리를 이용하여 인체의 대표 기관인 '심(心)'의 기능을 증진시키면 나머지 장부의 기능도 덩달아 증가한다(心爲君主之官).

심장을 기준으로 상생과 상극을 살펴보면 '목생화' '화생토' '수극화' '화극금' 등 다른 장부들과 모두 상관관계를 맺고 있음을 알 수 있다.

예를 들어 '목생화'를 응용하여 '목(木)'에 해당하는 물질과 '화(火)'에 해당하는 물질을 적절한 비율로 조합하면 심장을 돕는 물질을 얻을 수 있다. 즉 '목'의 음을 도와 사화를 촉진하는 물질 중의 하나인 '산화동(酸化銅)'과 '화'의 음을 돕는 '산화철(酸化鐵)'을 적당한 비율로 합하면 심장의 양(陽)을 돕는 물질이 된다. 약품으로 얘기하면 '목'의 사화제(瀉火劑)인 비타민C와 '심'의 사화제인 황련제제(黃連製劑, 베르베린)를 적당한 비율로 투여하면 빠른 체력회복의 효과를 발현한다.

이처럼 일정한 특성(오행)을 가진 물질들을 조합하면 새로운 속성을 가진 물질이 탄생한다. 여기에 음식의 양념 개념으로 양을 보하는 물질을 소량 함유시켜 심으로의 작용 유도를 꾀하면 빠른 효과를 기대할 수 있다. 즉 특정 오행의 성분을 함유한 원료를 조합하여 칩 또는 팔찌를 제작한다면 사화(瀉火)를 통해 음을 보충해주어 체력과 면역력을 증진시키는 효과를 기대할 수 있다.

물론 음식이나 약물로 만들 수도 있겠으나 음식의 경우 효능에 있어서 일정한 한계가 있게 마련이고, 약물의 경우는 의약품에 관한 법률적 제약이 많은 관계로 필자의 능력으로는 현실적으로 시도하기 어려운 상황이다.

따라서 필자로서는 칩이나 팔찌는 식품이나 약물이 아닌 공산품으로 분류되기 때문에 우선은 법률적으로 제약이 없어 개발을 시도

할 수 있는 분야라고 생각한다. 그러나 칩과 팔찌의 경우도 의학적 효능이나 건강상 효과를 내세우면 법률적 문제가 발생한다. 접근이 매우 조심스러운 이유이다.

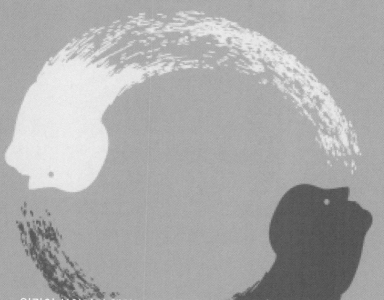

6

제6장

올바른 섭생(攝生)

인간이 살아가며 행하는 모든 행동이나 행위는 오행 중의 하나에
속하며 서로 연관된다. 식사, 운동, 휴식, 호흡, 배설, 수면, 목욕,
음주, SEX 등 일련의 섭생들이 서로 음양오행적 연관 관계를 가
지며 인체에 영향을 미친다. 따라서 음양오행에 따라 섭생을 행
하는 것이야말로 건강의 필수요소이다. 체력의 증가와 면역력의
회복 없이 질병의 치료는 불가능하다는 인식으로 올바른 섭생을
꾀하는 것이 환자 상태에서 벗어나는 길이다.

올바른 섭생(攝生)

1. 섭생의 중요성

1) 들어가는 말

질병이라는 게 별건가?

먹고, 숨 쉬고, 움직이고, 쉬고, 자고, 배설하고, 즐기고, 사랑하는 일련의 활동을 하는 데 불편을 느끼거나 문제가 발생하는 것을 말한다. 즉 본능에 의해 필수적으로 당연히 행하는 행위(식사, 섹스 등)로부터 체력의 유지, 관리 및 증강을 위해 행하는 운동, 수면, 호흡, 배설, 목욕 등과 즐거움을 추구하거나 욕망의 충족을 위한 음주, 흡연 등의 활동은 인간이 살아 있음을 증거하고 삶의 수단이 되기도 한다. 그런데 이런 행위들이 정상적으로 이루어지지 않는 것을 질병이라고 한다.

인간은 왜 오래도록 정상적인 활동 즉 건강한 삶을 유지하지 못하게 되는가.

부족하고 약한 인간이기에 항상 도움을 받아야 하고 혼자서는 살지 못하고 더불어 살아야 한다. 더불어 살아야 하고 더불어 살 수밖에 없는데, 각각의 개체는 독특한 특성을 가지고 있으니 이를 구분하고 관계를 설명한 이론이 '음양'과 '오행'이다. 크게는 남과 여를 음(陰)과 양(陽)으로 구분하고 각각의 개체의 특성을 5가지로 구분해 놓은 것이 오행이다.

우리가 살아가는 데 있어서 필수적인 요소 중의 하나가 '소통'이다. 남녀 간의 소통은 물론 가정에서 부모와 자식 간, 사회생활에서 직장 또는 모임에서의 소통 등 모든 부문에서 소통이 원활하게 이루어져야 한다. 인간은 사회적 동물이기에 서로 돕고 의지하고, 물고 뜯기든, 속고 속이든, 득을 보든 손해를 보든 서로 간에 부딪치며 살아가야만 하는 것이다. 모든 것이 악하고 어렵다 하여 홀로 살게 되면 힘들고 어렵고 외로워지고 점차 약해질 수밖에 없다. 결국 '음(陰)'할 수밖에 없게 되는 것이다.

소통의 근본은 상대를 이해, 인정하고 자신을 희생하는 데서 출발하지만 음양과 오행의 순환원리에 순응하기 어려운 인간의 특성상 이는 쉽지 않은 일이다. 그래서 점차 원활한 소통이 이루어지지 않아 갈등이 생기고 정신적인 갈등과 고통이 육체적인 활동에까지 영향을 끼쳐 질병이 발생하게 되는 것이다. '식사, 호흡, 운동, 수면,

배설, 목욕' 등의 모든 생체 활동이 해당된다.

섭생(攝生)이란 양생(養生)과 같은 말로, 병에 걸리지 아니하도록 건강 관리를 잘하여 오래 살기를 꾀함을 의미한다. 그럼에도 섭생을 쉽게, 누구나 하는 것으로 생각하여 본능적 욕구를 따라 대충함으로써 소통을 하지 못하고 고통을 면할 수 없는 것이 질병이다. 섭생을 '음양'과 '오행'으로 잘 이해하여 올바른 섭생을 해야만 건강을 유지할 수 있다. 섭생의 방법이 틀리면 아무리 '약'을 써도 낫지 않고 더욱 진행된다.

우리가 살아가며 행하는 모든 행위도 오행 중의 하나에 속하며 서로 연관되어 있다. 식사, 운동, 휴식, 호흡, 배설(배변, 배뇨), 수면, 목욕, 음주, SEX 등 일련의 섭생들이 오행 중의 하나에 속해 서로 연관 관계를 가지며 인체에 영향을 미친다. 따라서 이를 정확히 행하는 것이야말로 건강의 필수요소이며 이를 무시하고서 치료를 논한다는 것은 어불성설이다. 즉 인간의 건강을 관리하는 섭생에도 오행의 원리가 중요하다는 생각이다.

2) 현대인의 잘못된 섭생

생존을 위한 가장 기본적이고 제일 중요한 호흡법을 통해 잘못된 섭생의 예를 살펴보자.

호흡은 오행 중 '금(金)'에 속하며 '실즉사기자(實則瀉其子)' 즉 실증은 사(瀉)로 치료한다는 원칙에 따라, '심(心)'의 치료를 위해 '심'의 열을 꺼주어 심장의 부담을 덜어주는 인체 활동 중의 하나이다(心惡熱). '심'의 치료 원칙은 '심'의 열을 직접 사(瀉)해서는(꺼서는) 안 되며 '토(土)'의 열을 사하여, 즉 '폐, 금(金)'의 열을 식혀서 간접적으로 끄는 것이다.

이때 폐의 열을 식히는 활동이 바로 호흡이다. '심'의 불필요한 열을 꺼주어 부담을 덜고체력을 증강시키는 것이다. 이는 자동차의 냉각수처럼 엔진의 과열된 열을 꺼주어야만 정상 작동이 가능한 것과 같다.

그런데 비염, 축농증, 알러지 환자의 거의 대부분은 입으로 숨을 쉰다. 코로 숨을 쉬어야 한다고 말하면 코가 막혀서 입으로 쉰다 한다. 이들에게 코로 숨을 쉬게 하는 것이 치료의 첫걸음이며 치료의 완성이다.

그러나 대부분의 환자는 치료의 기본이며 마지막인 코 호흡은 무시하고 약물을 써서 의자(醫者)가 고쳐 주기를 바란다. 기본을 지키지 아니하고 남들에게, 약물에만 의존하려는 것이니 '게으른 자여, 그대 이름은 환자이니라'라고 면박을 주어도 변명할 여지가 없다. 실제로 입으로 숨을 쉬면 매우 편하다. 하지만 편안함만 추구해서는 건강해질 수 없는 것이 인간이다.

의자 또한 오행의 원리는 도무지 알지 못해 왜 코로 숨을 쉬는 것이 중요한지 모르며, 대체할 다른 방법을 모르니 그저 약 한 톨 주고 만다. 이는 결코 치료가 아니며 치료될 수도 없다.

의자는 제대로 원리를 설명하여 환자를 설득해서 코 호흡을 할 수 있도록 해주어야 한다. 코호흡을 할 수 있도록 하려면 환자의 체

	좋은 육류	좋은 채소
목 체질	개고기, 돼지고기	미나리
화 체질	양고기, 개고기	쑥갓, 당근
토 체질	쇠고기, 양고기	콩나물
금 체질	닭고기, 쇠고기	무, 배추
수 체질	돼지고기, 닭고기	해조류

(위 표는 개별 식품의 표시이며 양념 등으로 가공시는 변화됨.)

체질별 식이요법의 예

력과 면역력을 키워 주어야 한다. 역시 이를 모르니 약 한 톨에 의지하려 한다. 코호흡의 원리와 중요성, 그리고 구체적인 방법은 호흡법에서 다시 상술하고자 한다.

오행을 무시한 식사 습관

식사란 살아가는 데 본능에 충실(?)하고 에너지를 얻는 방법임으로 특별히 공부할 필요가 없다고 생각할 수 있으나 이는 틀린 생각이다. 여기에도 '음양'과 '오행'에 따른 법칙이 적용되어야 하나 이를 지키지 않음으로써 비만 및 영양부족 등 많은 질병을 유발할 수 있다. 오행을 무시하고 영양학적으로 칼로리만 따지면 별다른 도움을 주지 못하는 경우가 많다.

여성, 환자, 노인 등 '음(陰)'이 심해지는 사람들은 '음 부족'을 피하기 위해 당연히 음을 보충할 수 있는 영양 보충을 더 많이 해야 한다. 또한 아침과 저녁은 낮에 비해 음이니 영양 부족이 되는 시간임으로 음식의 섭취를 더 늘려야 한다. 마치 가을과 겨울은 음의 계절이니 기름지고 영양이 풍부한 음식을 섭취하고 여름에는 담백한 음식을 위주로 섭취하는 것과 같다.

그런데 현실을 살펴보면, 여성은 몸매를 위해 음식 섭취를 줄이고, 환자와 노인은 소화장애 및 소화능력 부족으로 영양을 보충해줄 수 있는 동물성 단백질의 섭취를 제한하는 등 음(陰) 부족의 치료에 역행하고 있다.

또한 식품영양론을 설명할 때 주로 열량(칼로리) 이론을 거론하는데 이로써는 부족하다. 여기에 저장 기술의 발달(?)로 오히려 신선하고 맛있는 음식의 섭취가 불가능해졌다. 인스턴트나 패스트푸드 식품의 등장은 인간의 생활을 편하게 해 주었지만, 서로의 경쟁 속에 맛과 풍미를 돋보이게 하기 위한 '양(陽)'의 물질을 과다하게 사용할 수밖에 없고, 보존과 부패 방지를 위해 방부제를 과다하게 사용하게 되었다. 게다가 원가 절감 또는 대량 생산을 위해서는 냉동 또는 냉장 원료의 사용이 불가피하여 칼로리는 같을지 몰라도 식품이 지닌 본래의 영양은 상당량 파괴되었다고 봐야 한다. 즉석식품과 냉동식품의 홍수 속에 음의 부족 즉 영양 부족이 만연하고 있는 실정이다.

식품의 영양 파괴 못지않게 중요한 문제는 '오행' 즉 '체질'에 맞는 음식의 섭취이다. 그러나 이를 지키지 못함으로써 영양식을 섭취하더라도 체력 증강의 효과가 발휘되지 못하고 면역력이 높아지지 못하는 경우가 많다.

체질별로 궁합이 맞는 음식이 있고, 궁합이 맞지 않는 음식이 있다는 것은 앞의 체질론에서 설명한 바 있다. '수' 체질의 경우는 우유, 밀가루 음식, '목' 체질은 소고기, 식용유, '화' 체질은 굴, 닭고기,

'토' 체질은 돼지고기의 지방, '금' 체질의 경우는 개고기, 장어, 새우 등을 피해야 하는 것이 대표적인 상극 음식의 예다. 이들 음식은 요리 방법과 혼합의 종류에 따라 오행이 변하여 약간의 차이가 있을 수 있지만 큰 틀에서는 상기의 품목을 조심하여야 한다.

약물 요법에서는 '수' 체질의 경우 신경안정제 및 해열제 등 '화'에 속하는 약물, '목' 체질의 경우는 위장약, 제산제 등과 함께 '토'에 작용하는 약물을 피해야 하며, '화' 체질의 경우는 항히스타민제와 기침약, '토' 체질은 스테로이드 계통의 약품, '금' 체질은 비타민C, 간장약 등을 조심해야 한다. 물론 이러한 약물들이 정제, 캡슐제, 액제 등으로 출하될 때에는 제품의 형태에 따라 유당, 전분, 감미료 등을 첨가함으로써 부작용이 경감될 수도 있긴 하지만, 오히려 증강시킬 수도 있으므로 역시 주의를 기울여 복용하는 것이 상책이다.

이 외에도 계절에 따른 음식의 섭취가 중요함도 빼놓을 수 없다.

계절도 봄은 목(木), 여름은 화(火), 장마철과 환절기는 토(土), 가을은 금(金), 겨울은 수(水)에 해당하는바, 각각의 계절에는 그에 해당하는 오행이 약해지므로 그곳을 보충하는 음식을 섭취해야 한다. 봄에는 오렌지와 귤, 여름에는 수박, 가을에는 복숭아와 배, 겨울에는 잣, 호두 등 제철 과일의 섭취가 중요하다. 저장 기술의 발달 및 온상, 하우스 재배의 증가로 계절 과일의 개념이 많이 없어져 버림으로써 치료에 도움이 되지 못하고 있다.

칼로리나 효능만 따지는 식품영양학적 설명으로 음 부족 환자가 증가하고 있으나, 오행의 구별이 없어짐으로써 치료 효과 역시 없어져 버렸다. 예로부터 음식으로 치료되지 않는 병은 어떠한 약물로도 치료되지 않는다고 하였는데 실로 큰 걱정거리가 아닐 수 없다.

지금까지 살펴본 것처럼 모든 섭생이 '음양'과 '오행' 중의 하나로서 인체에 영향을 주며 이를 잘 지키는 것이 치료 및 건강 유지의 첫걸음인데 이를 간과함으로써 건강과 치료에 역행하며 약물에 의지하여 쉽게 치료하려 하는 것이 환자의 속성이다.

환자에서 벗어나는 첫걸음은 올바른 섭생이며 마지막도 올바른 섭생임을 인식하고, 약 한 톨로써 질병을 해결하려는 게으름을 피우지 말아야 한다.

다시 한 번 강조하거니와, 체력의 증가와 면역력의 회복 없이 질병의 치료는 불가능하다. 질병은 본인의 의지와 노력에 의해 본인 스스로 치료하는 것이지 남이, 약물이 치료해주지 않는 것임을 절대 명심해야 한다. 이에 대한 철저한 인식과 일상에서의 실천만이 환자 상태에서 벗어나는 길이다.

2. 음양오행에 따른 섭생법

인간이 건강하게 생명을 유지하기 위하여 행하는 일련의 바람직한 행위들, 즉 올바른 섭생 습관을 어떻게 지켜가야 할까. 섭생의 올바른 의미를 음양오행의 원리에 적용하여 살펴보고자 한다.

식사와 SEX는 본능에 의한 행동이다. 식사는 음(영양, 진액, 호르몬 등)을 보충하기 위한 섭생이며, SEX는 호르몬의 배출을 통하여 종족보존의 역할을 수행하기 위한 섭생이다. 이런 행위는 좋고 나쁨을 떠나 인간의 본능에 따른 것이며 살아 있는 존재라면 동물과 인간을 가리지 않고 지니고 있는 원초적 행위이다.

이런 행위를 도덕적 기준이나 이데올로기에 맞지 않는다고 금지하면, 당장 인간의 존립 자체에 문제가 생긴다. 먹지 않아도 된다면 일을 할 필요도 없다는 개념은 보릿고개 시절의 이야기가 되었다. 근래에는 일하기 위해 먹는 것이 아니라 삶의 활력을 주고 새로운 수준의 즐거움을 추구하는 양상을 띠어, 음식의 질과 품격이 개인의 행복의 수준을 가늠하는 척도의 의미로 자리 잡기도 했다.

이렇게 다양한 식사의 개념이 도출되어 음식 섭취의 방법도 한결 세련되고 창조적인 영역에 진입했으나, 중요한 것은 식사도 '음양'과 '오행'의 원리를 따라야 올바른 섭생이 된다는 것이다.

SEX의 경우도 인류 역사의 시작과 함께 기본적인 종족 번식의 의미에서 더 나아가 성적 욕구를 충족시키는 방편의 하나로 인식된지 오래다. 섹스 역시 생활에 활력을 주고 삶의 기본 동력이 되기 위해서는 절제되고 올바른 섭생법을 따라야 함은 두말할 나위가 없다.

호흡, 수면, 운동, 배설, 목욕 등의 섭생은 생존의 유지와 건강을 위한 관리 차원의 섭생들이다.

1990년대까지만 해도 소방서나 자동차 정비소를 비롯하여 대부분의 공장에 가면 "닦고 조이고 기름 치자"라는 표어가 붙어 있었다. 위급 시 소방차나 기계의 원활한 운용을 위하여 평소에 관리를 철저히 하자는 뜻이다.

인체도 마찬가지로 호흡, 배설, 목욕 등의 섭생은 몸을 깨끗이 하기 위해 불순물을 제거하는 역할로서 '닦고'에 해당한다. 운동은 원활한 작동을 위한 역할로서 '조이고'에 해당할 것이며, 수면은 호르몬 진액 등의 보충을 위한 '기름 치자'에 해당할 것이다. 이러한 모든 관리가 철저하게 이루어져야만 인체도 유사시에 제 역할을 다할 수 있다.

이러한 평소 관리 역시 '음양'과 '오행'의 원리에 맞게 행해야 기능 향상에 도움을 주는 것이지 무조건 좋은 것은 아님을 유의해야 한다. 오랜 시간의 낮잠, 저녁 또는 이른 새벽녘의 운동, 체력의 한계를 넘어서는 무리한 운동, 과도한 음주와 흡연 등은 '음양'과 '오행'의 원리에 어긋나는 것이니 올바른 섭생이 아니며 행위 자체가 바로 질병으로 연결된다.

특히 음주와 흡연은 자신의 건강을 과시(?)하기 위해 또는 사교의 목적을 위해 또는 약간의 기분 전환을 위해 행하는 경우가 많다. 술이나 담배는 양성 물질로서 일시적으로는 약간의 기운을 불어넣어 줄지 모르지만 '음양'의 원리에 따르면 건강에 역행하는 것이다.

인간 특히 환자는 모두 '음'이라 하였으므로 '자음(滋陰: 음 보충)'이 건강으로 향하는 길일진대, 술 담배 등의 '양' 즉 열을 보충해주면 음과 양의 평형이 더욱 어긋나 질병이 더욱 심화됨을 알아야 한다.

이처럼 인체에 유익하거나 해를 주는 섭생법을 열거해보자면 그 수를 헤아리기 어려울 만큼 다양하다. 하지만 좋은 것이라 하여 항상 좋은 것이 아니고 나쁜 것이라 하여 항상 나쁜 것이 아니다. 이 말을 유념하여 '음양'과 '오행'의 원리에 어긋나지 않도록 올바른 섭생법을 유지하는 것이 매우 중요하다.

각각의 섭생법을 '음양' 및 '오행'의 원리에 따라 설명하고자 한다.

1) 식사

식사의 의미

식사는 '음'인 인간, 음 부족의 인간이 음(영양, 진액, 호르몬 등)을 보충하는 기초적인 섭생법이다. 인간이 생존을 위해서는 필수 불가결한 본능적인 섭생 행위이다. 마치 자동차가 움직이기 위해서는 휘발유, 전기 또는 수소 등의 동력 에너지 공급이 필수인 것처럼 먹지 않으면 살 수 없다.

식사는 자동차에 비유하면 연료에 해당하는데, 고품질일수록 힘이 좋고, 부산물의 발생이 적다. 부산물이 적으면 부속에 무리를 주지 않아 자동차의 수명이 길며 힘이 좋다.

좋은 식사란 생체활성도가 높고 부산물이 생기지 않는 바이오 식품, 자연식품이면 좋을 것이다. 여기에 음양과 오행에 맞춘 적절한 식품의 복용은 더욱 활력과 건강을 가져다줄 것이다.

과학적인 분석, 즉 탄수화물, 단백, 지방, 비타민 및 칼로리에 관한 분석만으로는 바이오, 생체활성화, 체질, 계절 등에 의한 좋은 식사의 요건을 충족시키지 못한다.

식사의 원칙

식품은 첫째 계절에 의한 구분이 이루어져야 한다. 모든 식품에는 오행이 있으며, 계절에도 오행이 있어 서로 맞아야 활성도가 높아지고 부작용이 없는 것이다.

예를 들어 유제품을 보더라도 우유 자체는 '화'에 속하고, 가공된 치즈는 '금'에 속하며, 버터는 '수'에 속하는 등 차이가 있다.

수박은 여름의 과일이니 '화'에 속하고, 호도는 겨울의 열매이니 '수'에 속하는 등 나름대로의 속성이 있다. 여름철에 수박을 먹으면 시원하고 소화도 잘되며, 과일 자체도 맛이 있다. 겨울에 수박을 먹으면 맛도 없거니와 소화도 안 되며, 시원하지도 않다. 영양 분석상으로는 별 차이가 없으나 생체활성도에서는 많은 차이가 난다. 돼지고기나 해산물도 계절에 따른 구분을 하여 섭취해야 한다.

둘째 체질에 의한 구분이 이루어져야 한다. 즉 체질에 따라 활성화시킬 수 있는 식품과 인체에서 수용할 수 없는 식품을 구분하여야 한다.

우유를 어떤 사람은 식사 대용으로 먹으면 든든한 반면, 어떤 사람은 먹기만 하면 더부룩하고 소화가 안 되고 힘이 없어진다. 이때 설탕이나 소금을 타 먹으면 괜찮아지는 경우도 있다.

곧 사람의 체질과 우유의 오행(체질)이 서로 맞아야 하고, 또 다른 것을 첨가하여 맞는 쪽으로 변화시킬 수도 있다. 이러한 차이를 무시하고 어떻게 영양학적으로만 분류할 수 있겠는가?

계절과 식사

식사는 음을 보충키 위한 행위이다. 따라서 음의 시기 즉 음이 부족한 때 식사를 많이 하고, 양의 시기에는 소량만을 취하면 된다.

자동차의 연료도 겨울에 소비가 많고, 여름에는 소비가 적다(활성도). 즉 음의 계절인 가을·겨울에는 영양이 많이 필요하므로 양을 증가시키고, 여름에는 소량만 취해도 된다. 겨울에는 기름기가 많은 음식을 취하고, 여름에는 담백한 음식을 취해야 한다.

하루 중에도 음양의 구분이 있으므로 양도 변하고 질도 변해야 한다. 우리 조상들은 아침을 성찬으로 생각하고 먹었으며, 점심은 '마음에 점'만 찍는 정도, 저녁은 아침과 점심의 중간 정도를 취했다.

요즈음에는 아침은 건너뛰고, 점심은 든든하게 먹고, 저녁은 적당히 먹는 습관이 생겼다. 이 역시 음양의 도에 맞지 않는 방법이다.

식사는 '음(陰)' 보충의 섭생이므로 '음'인 시간에 하는 것이 원칙이다. 따라서 아침, 저녁은 많이 먹어야 하고 점심은 소량(마음의 점) 먹는 것이 좋다.

그러나 현대에 들어 칼로리를 판단의 기준으로 하여 하루 치 섭

	육류	식품
봄	돼지고기, 개고기	김치찌개
여름	개고기, 쇠고기	멸치+고추장
가을	쇠고기, 닭고기, 추어탕	된장국, 마요네즈
겨울	닭고기, 돼지고기	호도, 잣
장마	기름기 피하고 소식	오이+고추장, 고추+된장

계절별 식이요법의 예

취량을 정해놓고 이를 지킬 것을 권장한다. 심지어 '음'의 시간인 저녁에 먹는 것은 비만의 적이라 하여 '음 부족(영양 부족)' 시간대인 저녁의 섭취를 피하라고 한다.

비만에도 음성과 양성이 있다. 현대인의 병적인 비만은 대부분 '음'으로서 영양 부족으로 인해 살이 붓는 것이니 충분한 영양 섭취로 체력을 증강시켜 살이 붓지 않도록 해야 한다. 영양 과잉으로 살이 찐다는 이론은 틀린 것이다.

비만은 '양(陽)'의 병이지만 원인은 '음' 즉 영양의 부족이므로 영양 보충을 통해서 치료해야 한다. 양성 비만이라면 비만증에 걸린 사람은 힘이 세고 체력이 좋아야 하나 대개는 살이 찔수록 피곤하고 약해지니 이는 음성 즉 영양 부족성 비만임을 알아야 한다. 올바른 영양 보충을 위해서는 추후 논할 각 음식의 음양과 오행에서 음양을 잘 구분하고 오행상 상극인 음식을 피해서 체력의 증진을 꾀하여야 한다.

또한 음식도 음의 시간대에 인스턴트, 패스트푸드 식품을 절제하고 발효 음식이 아닌 한, 싱싱하고 오래되지 않은 식품을 섭취해야 한다. 특히 냉동실에 오랜 시간 저장했던 음식은 영양(음)이 모두 파괴되어 있는 경우가 많다. 이런 식품들은 먹을수록 인체에 부담만 주지 실제의 영양은 거의 없다 해야 할 것이다.

우리의 선조들은 아침은 성찬으로, 점심은 마음의 점을 찍듯 가볍게 하고, 저녁은 든든히 먹어야 한다고 하였다. 이것이 '음'과 '양'의 순리에 맞는 음식 섭취법이다. 여기에 현대에 들어 한 가지 더 첨언하면 냉동실을 거치지 않은 싱싱한 음식의 섭취가 중요하다.

알맞은 식사량

운동, 수면 등의 경우처럼 식사의 적정량을 논한다는 것 자체가 무의미하다.

이 역시 체질에 따라, 계절 또는 시각에 따라 변해야 한다. 아침 즉 음 시간의 식사는 든든히 해야 하고, 양 시간의 식사는 약간 부족한 듯해야 할 것이다. 여름의 식사는 담백하고 약간 부족한 듯하며, 겨울의 식사는 후미(厚味)한 음식을 충분히 섭취해야 한다.

젊고 활동이 많을수록 양도 많아야 하며, 늙고 활동의 양이 적을수록 적어져야 한다.

나이가 들어 건강에 관심을 가지게 되면 식사의 양을 줄이는 경우가 많다. 양을 줄이는 방법은 소극적 방법이며, 늙음을 가속시키는 것이다. 양을 줄이지 말고 활동량을 증가시키는 적극적 방법을 택해야 한다.

식욕으로 남성과 여성을 비교하면 음인 여성이 더 먹을 것을 탐하고 실제로도 더 먹는다. 단지 젊은, 미혼의 여성이 몸매를 위해,

약함을 보이기 위해 인위적으로 조정하는 경우는 인위적이므로 예외이다.

과일에 대한 오해

또 한 가지 우리가 유념해야 할 잘못된 상식은 과일류에 대한 것이다.

과일 등을 설명할 때 비타민C 등 비타민류가 많이 함유되어 있다고 강조한다. 과일의 대부분은 종족보존의 목적으로 열매에 당류와 산(酸, 구연산, 사과산, 호박산 등)을 비타민보다 더 많이 함유하고 있는데 이는 '음'의 물질이 아닌 '양'의 물질인 경우가 많다. 과일마다 개체 보존을 위한 목적으로 나름대로의 향을 강하게 지니고 있는데, 이를 식품에 비유하면 양념류나 향료에 해당하는 '양'의 물질인 것이다.

따라서 '음' 부족인 사람이 이를 과량 섭취한다면 문제가 있을 수 있다. 식사 대신 또는 과일로 배를 채우는 것은 문제가 있다는 뜻이다. 과자나 사탕류들을 만들 때 경우 이러한 과일의 향과 당분을 많이 사용하는데, 나이가 들수록 먹지 못하는 것은 이 때문이다.

2) 성생활(性生活, SEX)

섹스 또한 식사와 더불어 인간의 기본적인 본능의 하나로, 개인의 욕구를 충족하는 행위일 뿐 아니라, 가정을 원활하게 영위하고 삶에 활력을 주는 동력이기도 하다.

식사는 자동차에 기름을 넣는 격의 에너지 보충 수단의 하나인 반면, 섹스는 다양한 섭생을 통하여 얻어진, 순수한 고밀도 단백질인 정액(精液: 순수 영양)을 배출하여 종족보존의 본능을 수행하는 방편이다. 인간은 종족보존의 본능 외에도 서로 사랑하고 좋아하는 감정을 표시하는 행위로서, 남녀 간에 쾌락을 추구하는 삶의 매우 중요한 부분으로 발전하였다.

성에 관하여는 모두가 관심이 많은 데다, 누구나 다 잘 알고 있다고 생각하지만, 이에 대한 명확한 이해가 부족한 것이 사실이다. 특히 인간의 건강한 섭생 방법의 하나로써 섹스의 본질과 방법을 살펴보는 것은 그래서 반드시 필요한 일이다.

섹스를 음양과 오행으로 접근해보자.

첫째, 음에 속하나 음의 보충이 아닌 '음'의 배출이므로 건강만을 기준으로 보면 이에 역행하는 섭생이다.

둘째, 오행에서는 호르몬, 진액의 조절이므로 '수(水)'에 속한다 할 것이다. 신(腎), 수(水)가 충만하면(영양, 진액, 호르몬이 충만하면) 본능적으로 배출을 통하여 종족보존을 꾀하려 한다.

전문가가 아닌 필자의 입장에서 섹스의 본능을 정확히 파헤치는 것인 힘에 부치는 일이기는 하지만, 음양, 오행의 특성을 이해하는 차원에서 성 문제를 설명해보고자 한다.

남녀의 성(性) 차이

남성과 여성의 성은 우선 신체 구조에서 차이가 있다.

성이 신(腎), 수(水)에 해당한다 하였으나 여성의 경우는 오른쪽 신장(자궁, 명문)이 심장(火)과 연결되어 있다. 여성의 자궁이 심 즉 마음, 정신, 성격, 의도 등과 연결되어 있으므로 섹스에 대한 인식 자체가 매우 복잡다단하여 체질, 성격, 자신의 현재 상황, 미래의 계획, 의도 등과 얽혀져 나타난다. 속된 말로 '주고 싶은 마음, 먹고 싶은 마음'으로 표현되는 얘기가 주어가 누구인지 모를 만큼 여성의 성 심리는 단순하지 않다고 하겠다.

남성의 경우는 충만한 호르몬을 배출하는 쪽으로 본능이 발동한다. 본능의 발로인 발기도 음양의 두 종류가 있다. 건강한 젊은이의 발기는 호르몬이 충만하여 성욕(性慾)을 충족시키고자 나타나는 행동이다. 그러나 환자나 밤샘 노동 등 육체적 피로가 쌓인 상태에서 나타나는 발기는 호르몬 충만이 아닌 본능적 행동의 하나이다. 말이 심하게 들릴지 모르지만 죽기 전 종족을 보존하려는 본능에서 비롯된 행위이다. 난에 꽃을 피우려면 물, 거름 등을 많이 주면 안 되며, 적당한 추위를 겪게 하는 등 척박한 상태를 만들어야 꽃을 피우는 것과 같다.

남성과 여성을 음양의 측면에서 살펴보면 남성은 양이고 여성은 음이다.

남성은 주는 쪽이며, 여성은 받는 쪽이다. 남성은 줌으로써 쾌락을 얻고(양), 여성은 받음으로써 만족을 얻는다(음).

남성은 안으려 하고 여성은 안기려 한다(양과 음, 능동과 피동).

남성은 행위를 즐기고, 여성은 분위기를 즐긴다.

남성은 적극적으로 표현하고, 여성은 여기에 부응한다.

남성은 누르려 하고 여성은 눌림을 당하려 한다(남성도 나이가 들면, 음이 되면 눌리는 것을 즐긴다).

남성은 자의적으로 발동하고 여성은 피동적으로 발동된다.

흔히 남녀의 성관계에서 먹었다거나 주었다고 표현하는 경우가 많은데, 처음에는 남성이 먹었다는 행위의 주체인 것 같지만, 시간이 지난 후에 생각해보면 여성이 주어일 것 같은 느낌이 든다. 주었다는 표현 역시 처음에는 여성이 주어인 것 같지만, 나중에 보면 반대의 경우일 것 같은 느낌도 든다. 여성의 마음은 하느님도 모른다는 말이 있듯이 '음'인 여성은 속마음을 감추는 데 능하고 연극의 명수인 관계로 본인들도 자신의 마음을 알 수 없을 정도이다.

이렇게 복잡다단한(陰) 여성을 단순한(陽) 남성이 알기란 더더욱 어렵다. 그리하여 성관계에서도 남성이 주도하는 것처럼 보이지만, '음극양(陰剋陽)'이라 하여 여성이 주체가 되어 남성을 이끌어간다는 이론이 나오지 않았나 싶다.

남성은 자신을 기준으로 판단하여 여성도 자신처럼 쾌락을 느끼기를 바라고 그렇게 해주지 못하는 자신의 능력을 탓하기 일쑤이다. 하지만 여성은 성행위 과정에서 자신을 위해 만족을 주려고 노력하는 남성을 통해 뿌듯함과 채움을 느끼기에, 남성들이 느끼는 쾌락의 요소와는 다른 감정을 추구한다. 여성은 성관계 그 자체로서 부족함을 채우기 때문에 행위 후의 쾌락은 덜 중요하게 다가올 것이다.

여성은 '음'으로서 '양'이 될 수 없음을 아는 현명한(?) 존재인지도 모른다. 반면에 실제로는 '음'이면서 '양'인 것처럼 행동하는 남성이 본능에 따라, 자신만의 기준으로 '여성'을 이해하려 드는 우를 범하기 쉽다.

여성의 생활 수준, 교육 수준이 높아질수록 성을 더욱 정략적으로 이용하는 것이 여성인바, 남성은 더욱 여성에 얽매이는 상황이 잦아진다. 선진국과 후진국의 여성의 사회적 지위를 비교해 보면 더욱 확연히 나타난다. 소득 수준이 높고, 교육 수준이 높아질수록 여성의 지위가 올라가고, 성에서도 수동적 입장이 아닌 능동적 입장에서 정략적으로 대처함으로써 여성 상위의 생활을 구가한다.

남성은 잘 배웠건 못 배웠건, 소득 수준이 높건 낮건 간에 성에서는 별반 차이가 없다. 여성은 복잡다단(陰)하지만, 남성은 단순(陽)하기 때문이다.

건강과 섹스

앞서 얘기했듯 섹스는 음(영양, 진액, 호르몬 등)을 배출하는 것으로 굳이 건강 측면으로만 따지면 크게 바람직하지 못한 불필요한 에너지 소비이다.

젊은 나이에는 무리를 해도 금방 회복되므로 괜찮지만, 나이가 들면(陰) 회복이 더디고 많은 부담이 따른다. 나이를 먹는다는 것은, 음이 되는 것, 음 부족을 뜻하는 것인데, 음을 배출하면 음과 양의 평형이 더더욱 무너지는 것이다. 음과 양의 형평(衡平)이 무너지는 것이 질병임은 여러 차례 밝힌 바가 있다.

남과 여, 부부의 사랑의 징표인 성관계를 어떻게 해야 즐거움을 만끽하며 건강한 삶을 누릴 수 있을까? 아마도 많은 이들이 가장 중요하게 생각하지만 분명한 정답을 내놓지 못하는 영원한 숙제일 것이다. 남녀 사이의 본능이나 감정과 무관한 이성적인 사고만으로는 풀 수 없는 문제가 섹스이기 때문이다.

필자 역시 성문제를 전문적으로 연구하는 사람은 아니기 때문에 속시원한 건강 섹스법을 제시하기는 어렵다. 단지 건강을 위하여 성 관계를 절제하고 조절하는 방법에 대해서만 논하고자 한다. 그리고 남성에 국한하여 주로 얘기할 수밖에 없음을 독자 여러분께서 양해 해주시기 바란다.

아버님 날 낳으시고, 어머님 날 기르시니

옛말에 날 낳으신 사람은 아버지이고, 어머니는 날 길러주셨다고 한다. 자식의 소유권(?)은 아버지에게 있었던 것이다. 어머니는 애 를 낳는 것이 아니고 애를 놓는다고 하였다.

이러한 말들은 애를 낳는 데에 있어서 남성의 중요성에 대한 언 급이다. 여성은 몸의 일부를 떼어내는 것이지만, 남성은 액(음) 중에 서도 순수하고 귀한 정액(精液)을 배출하기 때문이다.

여성의 난자는 생리활동에서 일어나는 체(體)의 일부로서, 닭에 비유하면 씨눈이 없는 무정란에 해당한다. 아무리 품어도 부화되지 않는 알을 놓은 것이다. 부화되기 위해서는 수탉의 기가 합쳐진 유 정란이 되어야 한다.

이러한 점에서 정액의 중요성이 강조되면서 출산에서, 남성의 중 요성을 내세웠던 것이 아닌가 싶다. 여성에게는 생리 활동의 일부 요, 남성에게는 순수한 진액이 빠져나와야 한다는 말이다.

바람직한 건강 섹스법 (남성)

말이 좀 이상하게 들릴 수 있다. 남성의 섹스란 정액이 누출되는 행위이며, 음을 훼손하는 것이므로 정상적으로 보면 건강법은 있을 수 없다. 단지 종족보존의 임무까지 완수한 상태라면 즐기는 방법에 따라 건강 섹스법이 있을 수 있다.

동양의 고전인 『소녀경(素女經)』에 그 방법이 잘 제시되어 있다. 도교의 자연주의 사상과 고대 중국 의학을 기반으로 쓰인 철학적인 성의학서라고 할 수 있는 이 책은 '음양오행'에서부터 '방중술의 중요 과정'까지 모두 18개 부분으로 나눠 성생활에 대한 많은 지혜를 전해준다.

이 책에서 그 기본은 무엇인가? '접이불루(接而不漏)'이다. 『소녀경(素女經)』을 읽은 사람들은 '구천일심' '좌삼우삼' '서입속출' 등의 방법론에만 관심이 있다. 이는 나무만 보고 숲은 보지 못한 결과로서 이 책에서 권하는 방중술의 참뜻을 망각한 것이다.

흥미가 진진해 보이는 여러 성교의 방법은 '접이불루'를 행하기 위한 수단이며 다른 수사들은 재미를 위한 나열에 불과하다. 결론은 '음(영양, 호르몬)'의 누출을 막아 '음(몸)'의 훼손을 방지해야 한다는 것이다.

기본은 섹스를 운동으로서 행하는 것이다. 즉 사정을 하지 않으므로 정액의 누출 즉 음의 훼손은 일어나지 않고, 운동을 통해 약간의 땀과 함께 양을 배설하여 건강에 도움을 주는 것이다. 이렇게만 된다면 평생을 회춘할 수 있고, 몸에 무리가 없다.

그렇지만 접이불루의 방법은 여성이 도와주어야 한다. 여성이 남성을 믿지 못하고 바람기를 의심하여, 불루를 허락지 아니하거나 인위적(?)으로 신음 소리, 교태 등으로 조절하면 남성은 사정을 참을 방법이 없다.

이 역시 '음극양'으로서 모든 것은 음이, 여성이 조절하는 것임을 절감할 수 있다.

여성의 섹스

섹스에 있어서도 남성과 여성은 차이가 있다. 앞에서 논한 바처럼 남성은 적극적이고 자의적으로 욕구가 발동되지만, 여성은 피동적으로 은근하게 발동된다.

남성의 표현은 격렬하지만 여성의 표현은 은근하다. 남성은 항상 섹스를 상상하지만, 여성은 특수한 경우에만 발동된다.

동물을 보더라도 수컷은 항상 암컷 주위를 맴돌지만, 정작 관계가 이루어지는 경우는 암컷이 암내를 풍길 때뿐이다. 암컷이 거부하면 절대 성사될 수 없고, 그 기회가 자주 오는 것도 아니다.

인간도 이 범주를 벗어나지 못함을 알아야 한다. 여성은 특정한 때에만 섹스를 원하고, 그 이외에는 피동적인 수준이다.

그러나 여성 또한 감정의 동물이고, 욕심과 뜻을 가진 인간이기에 자신이 섹스가 필요한 때는 남성을 자극할 수 있다.

바로 이처럼 여성은 능동적으로 원하지 않고 반응도 적극적이거나 화려하지도 않다는 점을 알아야 한다. 사랑하는 사람이 좋아하므로 의식적으로 좋아하는 것처럼 반응을 나타내준 것을 자기가 만족시켜 주었다고 생각하고 스스로 도취되는 우를 범해서는 안 된다는 말이다. 곧 여성은 분위기나 생각에 따라 연극(?)을 할 수 있는 탁월한 능력을 지녔다는 것을 알아야 한다. 이 점이 바로 여성의 유연함, 부드러움, 융통성인 것이다.

이러한 여성의 속성을 잘 알고, 스스로 현혹되어 사정함으로써 몸을 망쳐서는 안 될 것이다.

섹스의 적정 횟수

앞의 식사의 섭생법에서처럼 적정량을 숫자로 표시한다는 것은 무의미하다. 그런데도 사람들은 여기에만 관심을 갖는다. 흔히 나이에 따른 성관계 횟수를 제시하여 언뜻 그럴듯해 보이나 심히 무책임하고, 아무런 근거 없는 얘기에 불과하다.

예를 들어 10대에는 매일, 20대는 2일에 1번, 30대는 3일에 1번 등 언뜻 그럴듯하나 아무런 의학적 근거가 없는 우스갯소리다.

일반적으로 건강한 사람은 본능의 발현도 건강하며, 회복도 빠르다. 약해지고, 병이 들면 회복이 느리다. 섹스 후 회복이 더디거나 부담감을 느낄 경우 당연히 자제되어야 한다.

남성은 사정을 동반하는 교접은 하지 않을수록(?) 좋은 것이다. 단지 본능을 억제해야 하는 마음고생이 문제이므로 발현될 때 사정하지 않는 방법으로 한다면 횟수에는 문제가 없다.

이를 며칠에 한 번이 바람직하다 등으로 표현하는 것은 무책임한 주장이다.

중풍에 걸린 사람, 신체의 훼손이 일어난 사람들도 발기되는 경우를 본다. 발기가 되는 시간은 언제인가? 하루 중 음이 가장 성한 시간, 즉 몸이 가장 약한 시간에 발기된다.

제일 약하고 위험한 시간에 발기되는 것이므로 아무리 종족보존의 본능에 의한 것이더라도 무분별하게 배설하는 것은 건강에 좋지 않다는 것을 알아야 한다.

시간의 문제

성관계의 지속시간에 대해서도 오해가 많다.

조루증 환자는 성관계를 빨리 끝내고 나니 덜 피곤하다, 피곤하므로 빨리 끝낸다고 주장하기도 한다.

그러나 가파른 곳을 빨리 등반할 때와 암벽등반을 할 때, 산등성이를 돌아가며 천천히 등산할 때 어느 쪽이 더 피곤한가? 앞의 경우가 훨씬 더 피곤할 것이다.

조루는 훨씬 피곤하며 오히려 몸을 망치는 것이다.

여성은 음이므로 서서히, 은근히 행하는 것을 즐긴다. 남성은 빨리 하려 서두르며, 그렇게 운동한다. 이를 조절하는 것이 조루 치료의 방법이다.

또한 섹스는 명문(자궁 등 생식기를 이르는 장부의 하나)에 속하고, 이는 심과 직결되어 있으므로 즉 마음으로 행하는 것이다. 스스로 도취되는 것, 여성의 과잉 표현에 속는 것이 조루의 시초라고 할 수 있다.

자신의 마음을 다스리고 여성 심리상태에 대한 이해로 이를 극복해야 한다.

3) 호흡

건강의 관리에서 호흡은 매우 중요한 부분을 차지한다.

마치 자동차의 라디에이터처럼 호흡이 작동하지 않으면 모든 기능이 정지된다.

사람이 죽으면 '숨이 멎었다'고 한다. 이처럼 중요한 호흡에 대하여 대수롭지 않게 생각하고 무심코 제멋대로 행해 버리고 마는 편이니 건강이 좋지 않은 사람이 많을 수밖에 없다.

코 호흡의 중요성

심장은 매우 중요하고 생명과 직결되는 장부이므로 열, 에너지를 소중히 다룬다. 직접 사(瀉)하지(열을 끄지) 못하고 '토(土)'의 열을 꺼 간접적으로 조절한다. 그런데도 많은 사람들이 이의 중요성을 깨닫지 못하고 입(土)으로 숨을 쉬어 심의 열을 직접 사함으로써 심장에 부담을 준다.

코점막과 후두는 '폐, 금(金)'에 속하는 부위인 반면, 입안은 '토'에 속하며 혀는 '화'에 속하는 부위이다. 코 호흡을 하면 '폐, 금'의 열을 사하는 섭생이나 입으로 숨을 쉬면 '화' '토'를 직접 사하게 되어 심장에 부담을 준다.

환자가 아프다고 하는 것은 결국은 심(火)의 기능 저하로 인한 면역력, 회복력의 부족을 뜻한다. 그런데도 심(火)의 열을 직접 사하여 부담을 주면 치료될 수 없다.

피곤하여 체력이 달리면 코로 숨을 쉴 수 없다. 운동할 때나 일을 하는 중에 힘들면 코로 숨을 쉬지 못하고 입으로 숨을 쉰다. 그러나 곧바로 입을 다물고 코로 숨을 쉬는 것이 심의 부담을 경감하여 빠른 회복을 이끈다.

입으로 숨을 쉬면 우선 일시적으로는 편하다. 이 편안함에 많은 사람이 입으로 숨을 쉬려 한다. 코를 사용하지 않고 입으로 숨을 쉬면, 코는 퇴화하여 비염, 축농증, 알러지 등의 증상을 일으킨다.

환자는 코가 막히니까 입으로 숨을 쉰다고 항변한다. 아니다. 코를 사용하지 아니하므로 코가 퇴화되어 부풀어 오른 것이다. 마치 쓰지 않고 오래 세워둔 차가 움직이는 차보다도 더 고장이 잦고 힘을 낼 수 없는 것과 마찬가지이다.

코 호흡의 중요성은 아무리 강조해도 지나치지 않는다. 일반인은 물론 운동선수 및 체력을 많이 쓰는 사람일수록 이를 명심해야 한다. 권투 등 신체의 접촉을 가지는 선수들의 경우 상대가 코 호흡을 못하고 입으로 숨을 쉬기 시작하면 자신이 이겼다고 확신한다고 한다. 코 호흡을 못한다는 것은 체력이 고갈되었다는 얘기이며 입으로 숨을 쉬면 '심(心), 화(火)'의 기능을 떨어뜨려 회복이 되지 않기 때문이다.

코 호흡을 하지 않고 질병을 치료한다는 것은 불가능하다고 해야 한다. 인체의 대표 기관이며 모든 것을 총괄하는 심장은 직접 사해서는(열을 꺼서는) 안 된다 하였는데 입으로 숨을 쉬는 것은 심장의 열과 에너지를 직접 사하는 결과가 되어 제일 나쁜 섭생법임을 명심해야 한다.

호기(呼氣)와 흡기(吸氣)

호흡에는 양(陽)인 호기(呼氣)와 음(陰)인 흡기(吸氣)가 있다. 장거리 육상 선수들의 경우 호기인 날숨은 입으로, 흡기인 들숨은 코로 행한다.

힘이 들 때라도 최소한 들숨만은 코로 행해야 한다. 앞에서 음과 양 중 중요한 것은 음임을 밝힌 바 있다. 최소한 흡기만이라도 코로 해야 한다. 흡기를 코로 할 경우에는 피로도가 적다.

인체는 흡기 시 즉 음의 상태일 때가 취약하다. 권투선수도 흡기 시에 타격을 당하게 되면 회복불능의 상태에 이른다고 한다. 공격은 호기(양) 시 행해야 하고, 휴식 및 보호는 흡기(음) 시에 하도록 해야 한다.

우리의 선인들은 흡기를 천천히(음) 깊숙이 (음) 하고, 호기를 약간 빠르게 하는 것을 중요한 건강유지법이라 하였다. 물론 신선하고 오염되지 않은 공기를 마셔야 함은 당연하다.

4) 수면

수면은 인체에서 최소한의 활동만을 남긴 채 휴식을 취함으로써 내일을 대비하는 섭생이다. 수면은 '음'으로서 '신(水)'에 속한다 할 수 있다. 수면을 통하여 과열되었던 인체의 모든 장부의 열을 식히는 기능이다.

밤이 되면 우주의 기온이 내려가듯 밤에는 인체의 온도도 내려가므로 보온한 채로 쉬어야 하는 것이 자연에 순응하는 길이다. 체온이 내려감으로써 힘(체력)도 약해져 노동을 줄이고, 외부의 찬 공기와의 접촉도 피하여 보온함으로써 인체의 부담을 줄이는 것이다. 자동차가 엔진이 데워지기 전까지는 힘이 없듯 인체의 열이 식으면 힘이 약해진다.

현대에 이르러 복잡다단한 사회 환경으로 밤에 일하는 직업도 늘고 음주 등으로 늦게까지 외부의 환경에 접하는 경우가 많아졌다. 야근과 철야 근무를 하거나 밤늦게까지 음주를 하면 뒷날 매우 피곤을 느끼는데, 신체적인 피로가 회복되지 않아서이기도 하지만 외부의 찬 공기에 노출된 때문이다.

수면은 '수(水)'에 해당하여 '폐, 금'의 열을 식혀주어 폐(金)의 소관 부위인 대장, 피부의 기능이 좋아지는 효과를 발현하는 섭생이다. 미인은 잠꾸러기라는 속담이 괜히 만들어진 것은 아니다(金生水).

수면 불능의 원인

수면을 제대로 취하지 못하는 이유는 밤에 내려가야 할 체온이 피로, 체력 부족 등으로 내려가지 못하고 허열(가짜의 열)이 발생하여 안정되지 못한 까닭이다. 수면을 제대로 취하지 못하는 사람들 중에는 '나는 열이 많은 체질이라서……'라고 변명하는 경우가 많다.

인간은 음이기에 근본적으로 열이 많은 체질은 있을 수 없다. 심장은 항상 부족하고 약한 장부이기에 함부로 열을 내리면 질병에 걸리기 쉽다고 누차 강조한 것처럼, 인체는 열이 많을 수가 없다.

그럼에도 열이 많다고 느끼는 것은 무리한 육체적 또는 정신적 노동으로 허열(가짜의 열)이 발생하여, 체력이 부족하니 쉬어 달라는 신호이다. 올바르게 쉬지 못하여 허열이 심한 상태에서는 안정이 되지 않으므로 수면을 취하기 어렵다.

수면 장애의 원인 치료 방법은 환자의 체력과 면역력을 증진시켜 대자연의 순환 원리에 따르도록 하는 것이다. 수면제나 신경안정제 등을 복용하여 잠을 자는 것은 심장의 기능을 훼손하여 건강에 부담을 주어 수면 장애가 심화되는 악순환을 초래한다.

건강한 수면의 조건

건강한 수면이란 무엇일까?

앞에 언급한대로 수면은 밤에, 외부의 찬 공기와 차단된 장소에서, 보온한 상태에서 하는 것이다. 음양론에 의하면 수면은 음이기 때문이다.

낮잠의 경우를 보자.

낮은 양으로서 활동하고 움직이는 시간임이 대자연의 원리이다. 주부들의 경우 피곤하고 허약하다고 하여 남편이 출근한 후 낮잠을 청하는 경우가 있다. 직장인들도 주말이 되면 평일의 피로를 풀고자, 종일 소파에 누워 잠만 자는 경우가 있다.

그러나 낮잠을 자면 피로회복은커녕 더욱 피곤하고 나른해져 다음날 더 지친 상태가 되는 것을 심심치 않게 볼 수 있다. 낮에는 움직이고 땀을 흘리는 것이 원칙인데 누워서, 더구나 잠을 잔다는 것은 '음양'의 원리에 위배되는 행위여서 인체의 회복이 어렵다.

체력이 약한 사람이나 체력을 갑자기 많이 소모해서 낮잠을 자야 할 때도 있는데, 이 경우는 눕지 말고 의자나 소파에 앉은 채로 불편한 자세에서 일이십 분 이내로 잠깐만 눈을 붙여야 한다.

우리가 많은 돈을 들여 집을 장만할 때, 남향을 선호하고 음습한 곳 등을 피하는 이유는 밤에 음기(냉한 공기)의 차단을 위함이다. 그렇지 않다면 산수가 좋은 곳에서 천정만 있는 상태에서 지내면 되지 많은 돈을 들일 필요가 없다.

결론적으로 건강한 수면이란 밤에, 음기와 차단된 곳에서, 보온하며 행해야 한다.

특히 여름에 문을 활짝 열어놓은 채, 배를 내놓고 응접실 등에서 자는 것은 몹시 나쁜 습관임을 알아야 한다. 일찍 귀가하여 잠자리에 들라는 하는 것은 밤의 한랭한 기를 차단하기 위함인데 문을 열어 놓고 냉기를 접하는 것은 난센스다. 특히 여름철에 에어컨 또는 선풍기를 틀어 놓고 잠을 자는 것은 체온을 필요 이상으로 낮추는 결과가 발생되어 이 역시 건강에 몹시 나쁜 습관임을 알아야 한다.

5) 운동

운동은 양(陽)의 배출

운동이란 땀의 배출을 통하여 열을 식히는 섭생이다.

땀은 오행 중 '화(火), 심'에 속하는 액으로서 땀을 배출한다는 것은 '목(木), 간'의 열을 사(瀉)하는(끄는) 섭생이다(木生火). 심열(心

熱)은 끄면 안 되지만 간열(肝熱)은 사하라 하였다. '간, 목'은 보하지 말고 항상 사하는 것이라 하였다. 결론적으로 운동은 간기능의 향상을 위한 섭생이다.

음양의 관점에서 보면 운동의 목적은 양(陽)의 배출이다.

현대인의 질병은 음병 즉 음부족 양유여(陰不足 陽有餘)라 하였다. 이를 쉽게 풀면, 음 즉 영양(Bio)은 부족하고 양 즉 기(氣)는 남는 상태이다. 진정한 체력 즉 면역력은 음과 양이 합쳐져야 한다. 음과 양의 균형이 맞을수록 체력, 자연회복력이 증강된다. 홀로 된 음이나 양은 체력과 면역력에 역작용을 하기 때문이다.

현대인의 질병은 음 부족이고, 양은 유여하므로 양을 밖으로 빼내야 음양의 균형을 이룰 수 있다. 양을 배출하는 가장 손쉬운 섭생법이 운동이다 .

그렇다면 운동은 무조건 좋은 것인가?

그렇지 않다. 운동을 하되 음양과 오행에 맞게, 우주의 원리에 맞게, 인체(소우주)의 원리에 맞게 해야 한다.

건강한 운동의 조건

운동은 즐거운 마음〔陽〕으로 해야 한다.

운동은 즐거워야 한다. 즐겁지 않은 운동은 노동이다. 건강을 위해, 여가 선용을 위해 마음에 맞는 친구와 함께 하는 운동은 보약보다도 나은 건강유지법, 곧 인체의 음양 균형을 맞추는 것이다.

'심(心), 화(火)'에 속하는 운동은 감정상으로는 '희(喜, 즐거움)'에 속한다. 움직이는 것으로서 즐거워야 한다는 것이다.

즐거우려면 어떠해야 할 것인가?

첫째, 노동이 아니어야 한다. 돈을 벌기 위해 또는 의무적으로 행하는 움직임이 아니어야 한다. 주부가 가정일에, 직장인이 회사 일에, 프로 선수가 해당 종목에의 움직임은 운동이 아니라 노동임을 알아야 한다.

살을 빼기 위해, 건강을 위해, 타인의 지시에 따라 목적을 가지고 움직이는 것도 운동이 아니다. 목적과 의무가 없이, 행하는 것 자체가 즐거워야 운동이 된다. 목적과 실적과 의무가 없어야 한다는 뜻이다. 프로 선수의 해당 종목에서의 움직임, 혼자서 행하는 의무적인 운동, 목적을 가진 움직임은 운동이 아님을 알아야 한다.

둘째, 승부 또는 실적과 관계가 없어야 한다. 지더라도 즐거운 기분을 유지할 수 있어야 하며 의무 또는 실적으로서의 평가가 없어야 한다. 의무적으로, 돈을 벌기 위해, 평가가 뒤따르는 움직임은 '운동'이 아니라 '노동'인 것이다.

인간은 사회적 동물이기에 좋아하는 사람과 좋아하는 경기를 즐겁게 행해야 한다. 경기를 하다 보면 흔히 승부에 사로잡히기 쉬우나 자신이 이기지 못하더라도 자기가 좋아하는 사람이 이기고 즐거워하는 모습에 본인도 즐거울 수 있어야 한다.

진정한 운동을 위해서는 사회생활도 잘해야 하며 좋은 친구도 있어야 하며 건전한 정신적 자세도 필요하다.

운동은 낮(陽)에, 밖(陽)에서

운동은 양이므로 당연히 낮에 밖에서 해야 한다. 낮에 실외에서

하는 것이 좋으며 땀을 흘려야 한다. 심야나 이른 새벽에 하는 것은 음기 즉 한기, 안개, 이슬을 접하게 되어 건강을 해칠 수 있다. 기후와 환경이 병의 원인이기 때문이다.

물론 밤에 할 때는 실내(음)에서, 충분히 보온된 상태에서 하면 괜찮다. 밤에 행하는 운동은 당연히 과격(양)하지 않고 부드러워야(음) 한다. 낮 운동은 햇볕에 노출을 하는 것이 좋고, 밤 운동은 노출을 피해 음기와 접촉하지 않아야 한다. 낮에 실내에서 하는 운동(헬스클럽, 사우나 등)은 별 의미가 없으며, 나이 든 사람들이 이른 새벽에 충분히 보온하지 않고 운동하는 것도 재고할 필요가 있다.

곡식이 가을에 잘 영그는 것은 가을의 뜨거운 햇볕의 왕성한 활동을 통해 바이오화된 영양이 밤의 서늘함에 잘 다져지어 저장되기 때문이다.

인간도 낮의 왕성한 활동과 운동을 통해 얻은 영양을 밤에 체온이 낮아졌을 때 충실하게 저장하여야 한다. 이 경우 알찬 영양이 충분히 저장되어 음의 보충이 이루어져 음부족인 현대인의 건강에 도움이 된다.

그러나 사회가 복잡다단해지면서 밤에 활동하는 직업과 사람이 많아지고, 일반인도 음주 등 밤의 활동이 많아지므로 영양이 저장될 시간이 없어진다. 충실히 저장되지 않고 대충 쌓이니 아침에 푸석푸석해지거나 붓는다.

운동량의 적정 수준
운동의 중요성이 강조되면서 운동량의 적정수준에 대해 많은 논란이 있다.

의사들이 권하는 운동량을 보면 하루에 30분 이상, 일주일에 3회 이상이 좋다고 한다. 그러나 운동의 적정량은 각 개인의 체력과 건강 상태에 따라 정하는 것이지 일정한 기준을 세워 얽매이는 것은 무의미하다.

건강인의 경우 운동을 낮(양), 여름(양)에는 좀 심하게 해도 되고, 밤(음), 겨울(음)에는 약간만 하며 정도도 약해야 한다. 웬만큼 힘들 때까지 땀과 호흡을 통해 배출을 해야 한다.

환자는 실내에서 가벼운 운동부터 실내에서 서서히 해야 한다. 약간 힘들 때까지, 즉 작은 양을 자주 반복해야 한다.

6) 배설

배설에는 대변과 소변의 두 가지의 종류가 있다.

섹스에서 사정이 인체의 순수한 정(精)을 배출시키는 것과 달리, 대소변(大小便)은 영양을 흡수하고 남은 찌꺼기(?)를 배설하는 관계로 인체에 이로운 섭생이다.

배설을 원활히 행하면 기분이 상쾌해지고 몸이 가벼워진다. 대, 소변은 물론 땀, 콧물, 가래 등의 배설 후에도 시원함을 느낀다. 찌꺼기, 불순물의 배출이기 때문이다.

음양오행으로 따지면 대, 소변의 배설은 사화(瀉火, 열을 끔)의 방법이며 '금(金)'에 속한다. '금'에 속하는 방법이니 호흡과 마찬가지로 '토(土)'의 열을 끔으로써 궁극적으로는 '심, 화'의 열을 식히는 것이니 당연히 시원하다.

열을 식히는 것은 영양, 진액, 호르몬 등을 안정화시켜 충만케 함으로써 '음병(陰病)'을 치료하는 방법이다.

건강한 대변

앞서 언급한 바와 같이 Yellow & Stiff(단단한 황색)의 대변이어야 배설에서 어려움을 겪지 않는다.

Yellow란 오래되지 않은, 전날의 찌꺼기가 올바른 발효 과정을 거쳐 나온 최종 산물임을 말한다. 아기 분유나 이유식 광고에서 황금색 변을 강조하는 것은 건강한 사람의 변은 너무 짙지도 연하지도 않은 황금색을 띠기 때문이다.

대변이 황금색을 띠는 이유는, 대장으로 내려간 담즙 성분 중 빌리루빈이 노란색을 띠는 데다 유산균에 의해서 대장이 산성으로 변하면서 변 색깔이 노랗게 되기 때문이다. 하지만 몸에 나쁜 세균이 많으면 대장은 알칼리성으로 변하고 변은 녹갈색이 된다.

대변이 대장에 머무는 시간에 따라 대변의 색깔도 변하는데, 대장에 오래 머무를수록 대변은 색깔이 짙어지고, 설사 등으로 빨리 배출되면 옅은 노란색이 된다. 하지만 대변이 노란색을 띠기만 한다면 색이 짙거나 옅은 것은 그다지 중요하지 않다.

Stiff란 대변이 단단하게 굳은 상태를 말하는데, 음식의 양분을 충분히 흡수한 후 남은 마지막 찌꺼기임을 말한다. 건강한 상태의 동물들은 배설 후 항문을 닦지 않는다.

대변의 굳기는 대변에 포함된 수분의 양에 따라 결정된다. 대장은 변괴에서 수분을 흡수한 뒤에 직장으로 보내는데, 대장이 수분을 적게 흡수하면 설사가 되고 많이 흡수하면 딱딱한 변이 된다. 대변에 포함된 적당한 수분량은 70~80% 정도로, 70% 미만이면 단단한 변이 되고, 80%를 넘어가면 크림 같은 변이 나오며, 90% 이상이면 설사를 하게 된다.

대변이 무른 경우는 인체의 온기(溫氣) 부족 또는 체력 부족으로 인해 흡수력이 약해져 영양물질을 완전히 흡수하지 못하고 배설해 버리는 상태이다. 흡수되어야 할 영양이 그대로 배설된다는 것은 체력에도 문제가 있지만 환경적인 문제도 존재한다. 또한 대변을 자주 보는 것은 '심, 화'의 열(氣)을 필요 이상으로 식히게 되어 역효과를 나타낸다.

좋은 소변의 조건

소변 역시 '폐(肺), 금(金)'에 속해 궁극적으로는 '심, 화'의 열을 끈다. 대변과 마찬가지로 이용하고 남은 물질을 배출하는 섭생이므로 시원해야 한다.

배출의 과정은 힘차고 강렬하면 인체의 건강 상태가 양호한 것으로 본다. 소변의 색깔이나 탁도 등으로 건강 여부를 가늠하는 얘기들이 있지만, 대변을 통해 판단하는 것보다는 부정확하다.

나이가 들어 체력이 약해지면 배설이 어려워져 힘도 떨어지고 양도 적어진다. 남성의 경우 소변의 상태를 전립선의 기능과 연계하여 이야기하는 경우가 많은데 전립선도 '신(腎), 수(水)'에 해당하는 장부이며 '음'의 장부이므로 늙어 감에 따라 기능이 떨어지는 것은 당연하다.

전립선에 문제가 있는 경우 역시, 치료법은 체력과 면역력의 증강임은 두말할 나위가 없다. 특별한 약물을 통해 전립선 쪽의 기능만 강화한다는 것은 불가능하다. 서양의학에서도 전립선까지는 어떠한 약물도 도달하지 못한다는 것을 기정사실로 하고 있다.

남자들이라면 누구든 어릴 적 소변이 멀리 나가는 시합을 해본 적이 있을 것이다. 누가 더 힘이 센지, 체력이 강한지 겨루었던 추억 중의 하나이다.

7) 목욕

목욕은 물을 사용한 사화(열을 끔)의 방법이다.

물은 '신(腎), 수(水)'에 해당하므로 모(母) 부위인 '폐(肺), 금(金)'의 열을 끄는 것이다.

물은 해열(解熱)에 효과적인 물질로서 물을 사용하는 목욕은 강력한 해열 방법이다. 또한 육체적 활동으로 인한 분비물의 증가로 피부가 막힌 곳을 청소함으로써 피부 호흡 및 땀의 배출 등에 도움을 줄 수 있으므로 건강 유지의 좋은 섭생법 중의 하나이다.

하지만 너무 오랫동안 자주하는 목욕은 '폐, 금'의 열(氣)을 너무 낮게 하여 건강에 역효과를 일으킬 수 있다. 따라서 따뜻한 물 또는 미지근한 물로 상쾌함을 느낄 수 있는 정도의 목욕이 좋다고 할 수 있다. 따뜻한 물도 근본은 해열의 기능을 가진 물이니 인체를 데우는 것은 아니다.

파충류를 제외한 코끼리, 개 등 대부분의 포유류는 피부 호흡을 하지 않는다. 피부로까지 호흡하며 대자연의 모든 기(氣)와 소통하는 인간이기에 목욕은 매우 중요한 건강 섭생법 중 하나이다.

8) 금연과 절주

음주와 흡연은 '심, 화'와 '폐, 금'의 양(陽) 즉 열을 불어넣는 행위이다.

지금까지 계속 강조했던 바대로 인체는 음이니 음(영양, 호르몬, 진액) 부족이라는 동양의학의 기본에 따라 질환의 치료는 음의 보충 또는 사화(해열)가 기본일 수밖에 없다.

대부분의 사람이 건강에 해롭다는 것을 모르지 않음에도 불구하고, 음주와 흡연이 끊이지 않는 이유는 열을 불어넣어 줌으로써 심리적인 안정을 느낄 수 있고, 또 이를 매개체로 한 사교 활동이나 순간적인 즐거움에 대한 욕구를 떨치지 못하기 때문이다.

앞에서 자주 언급한 바와 같이 심과 폐는 강한 사람이 없고 항상 결핍되고 약한 장부이기에 음주나 흡연으로 인해 인체에 끼치는 건강상의 폐해는 매우 심각하다.

음주의 경우 낮(陽)에 마시는 경우가 밤에 마시는 것보다 훨씬 더 취하고 부작용이 많다. 왜냐하면 낮은 다른 활동을 위해 체력이 많이 소모되는 때인데 열기(陽)의 보충으로 체력이 더욱 떨어지게 되면, 빨리 취하고 정신을 차리기가 힘들기 때문이다.

흡연의 경우 이른 아침에 눈을 뜨자마자 바로 하는 경우 더욱 빨리 정신이 혼미해지는데, 이는 수면 후 맑아진 폐에 해로운 연기가 흡입됨으로써 부작용을 강하고 빠르게 일으키기 때문이다.

소량의 음주는 해롭지 않다느니, 흡연도 심리 안정을 위해서는 하나의 방법이라든지 하면서, 절대적인 것은 없으므로 방법에 따라서는 좋을 수도 있고 나쁠 수도 있다고 음주와 흡연을 감싸는 사람들이 있다. 그러나 소량의 음주는 현실적으로는 지켜지지 않으므로 좋다고 말하기는 어려우며, 흡연 역시 득보다는 실이 훨씬 크다.

양의 보충 곧 음병의 치료에 역행하는 음주와 흡연은 근본적으로 현대인에게는 맞지 않는 섭생법임을 재삼 강조한다.

제7장

체질과 약재 치료

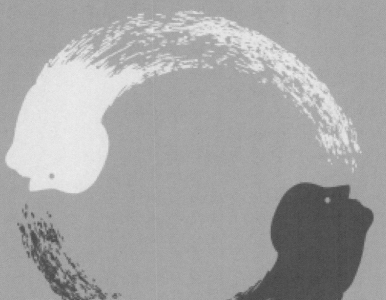

진단은 '음(陰)' '양(陽)'으로 하는 것이고 치료는 '허(虛)' '실(實)'
에 따라 행하는 것이다. 실증(實症) 즉 급성병 환자를 제외하면
일반인이 대하는 허증(虛症) 즉 만성병 환자는 본치(원인치료)를
행해야 하며 이 경우 증상은 참고 사항에 불과할 것이다. 인체=
소우주=음, 환자=약자=음이므로 진단마저 필요 없어진다. '음'
의 치료법인 '자음사화(滋陰瀉火)'만 행하면 될 것인바 체질과
약물의 오행을 잘 조합하는 것이 치료법의 기본이자 지름길이다.

체질과 약재 치료

1. 질병의 진단

질병의 종류는 음(陰), 양(陽), 허(虛), 실(實) 4종뿐이라는 것이 동양의학에서 예로부터 내려오는 금언(金言)이다.

단지 이의 증상은 여러 가지의 형태로 나타난다. 증상이 바로 병명이 되어버리는 현대의 의학 현실에서는 증상의 부위는 물론 증상의 경, 중 정도에 따라서도 각각 병명을 달리하므로 수만 가지(혹자는 만여 가지, 혹자는 2만5천 가지 이상으로 주장)의 병명이 생겨나 있다.

이런 현실을 감안해볼 때, 수만 가지의 질병 치료를 위하여 수만 가지의 약품을 사용하여 정확하게 투약한다는 것이 가능하겠느냐는 의문이 든다. 그래서 이들을 체질에 몇 가지의 카테고리로 나누어 진단하고 그에 따라 처방하는 것이 더 효과적이라는 것이 동양의학의 치료법이다.

음, 양, 허, 실의 4종으로 질병을 구분하여 진단해 볼 때, 그중에서도 양(陽)과 실(實)의 병은 별로 많지 않으며, 응급실, 중환자실 등 전문의료진의 몫이다(제5장 '질병의 치료와 음양오행' 참조할 것).

그렇다면 일반의가 담당해야 할 환자는 음증(陰症)과 허증(虛症)의 환자뿐이라고 할 수 있다. 음증, 허증 환자의 경우 치료법은 대증요법(증치)이 아닌 원인치료(본치)임은 이미 밝힌 바와 같고 동, 서 의학의 교과서에도 기술되어 있다. 질병의 진단은 '음' '양'으로 하고 치료는 '허' '실'에 의한다 하였다.

대부분 환자 만성증 환자는 순수한 '음'(냉증, 허증, 시림, 저림 등)만이 아니고 약간의 '양'(열, 통증 등)을 겸하고 있다. 이 경우도 열이나 통증의 정도가 응급실에 가야 할 정도로 심한 상태는 아니다. 이의 양(열, 통)도 원인 치료(본치)만 행하면 바로 사라져버린다. 따라서 진단이라는 항목은 있어도 진단은 거의 필요 없다고 할 수 있다.

우리가 흔히 접하는 질병들의 예를 들어 진단이 필요 없다는 사실을 구체적으로 확인해보자.

감기의 열에서 오한(惡寒)을 겸한 열은 실열(實熱)이 아니라 허열(虛熱)이다.

설사란 본래 음증이지만 황금색이 아닌 갈색 – 흑갈색(음)의 경우, 양증이 아닌 음증이다.

변비의 경우 실증(양)성 변비라 함은 황금색의 변이 항문보다 더 크게 뭉쳐져 배출되지 못하는 것을 말하는 것인데 가늘고, 흑갈색이며 쥐똥처럼 나오는 변비는 음성(허증)의 변비이다.

피부질환의 경우도 아토피, 습진 등은 본래 음증이다.

건선의 경우 양증이지만 정도 및 계절성 변화 등으로 볼 때 음증이다.

무좀의 경우 발생 경위를 살펴보면, 피곤하거나 무리했을 때 발병하며 체력의 회복이 없는 한 아무리 치료해도 낫지 않는다. 무좀균을 죽인다고 항진균제를 오랜 기간 투여해도 낫지 않는다. 무좀균을 박멸시키면 안 되느냐고 하지만, 항상 어디서나 존재하는 진균이 피곤한 몸, 면역력이 약한 몸에서 기생하는 것으로 절대 없어지지는 않는다. 무좀균을 박멸하려다가는 그 전에 사람이 먼저 죽을 수도 있다. 결국은 몸이 좋아져서 스스로 회복력이 좋아지면 자연적으로 낫는다.

이상의 예들에서 보듯이 질병의 진단은 '음' '양'으로 하는 것이라고 하였지만, 대부분의 일반 질환은 음병이니, 진단의 필요조차 없다 할 것이다.

이제 진단의 필요가 없어졌으니 치료의 방법만 결정하면 된다.

2. 치료의 주체는 환자

환자가 병에 걸렸으며 당연히 치료는 환자 본인이 해야 한다. 그럼에도 환자는 병을 잘 고친다는 명의(名醫)만 찾아 헤맨다.

의자(醫者)는 의자대로, 환자가 병이 나으면 때 자신이 치료해주었다고 생색을 낸다. 하지만 지금까지의 이야기를 종합해 봤을 때 환자의 환경, 섭생, 정신 상태 등의 부조화로 발생된 질병이 낫게 된 것은 의자의 처방에 따른 약물이 아닌 환자의 변화 때문이다.

자주 언급한 대로 증치(症治)의 약물 투여 후 자신이 낫게 해 주었다는 주장은 어불성설이다. 단지 대화를 통해 환자에게 섭생법을 조언해주고, 환자의 마음가짐을 바로잡아 주었다면 의자가 낫게 해 준 것일 수도 있겠다.

환자는 약 한 톨로써 낫기를 바라기보다 올바른 섭생과 마음가짐으로 체력과 면역력 증강을 위해 노력하는 것이 치료의 지름길임을 알아야 한다. 음식으로 낫지 못하는 병은 어떠한 약물로도 낫지 못한다 하였다. 적절한 운동이 가장 빠른 치료법이며 모든 병을 치료할 수 있다고도 하였다. 이렇듯 자신의 노력이 뒷받침되어야만 하는 것인데 눕고, 움직이지 아니하고 타인의 도움만을 바란다면 게으름뱅이라고 조롱을 당해도 할 말이 없게 될 것이다.

의자(醫者)들에게 선배 의자가 강조하는 말 중 "환자에게 친절을 베풀면 안 된다"는 말이 있다. 환자를 일으켜 세워야지 친절을 베풀고 편하게 해주면 자꾸 나태해지고 나약해진다는 뜻일 것이다.

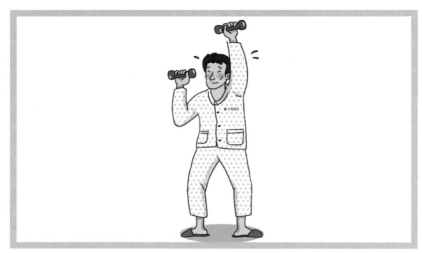

치료의 주체는 의사가 아니라 환자이다

환자는 자신이 환자임을 부끄럽게 생각해야 한다. 자신의 섭생 소홀로 질병을 초래했으니 말이다.

동물의 세계에서 환자는 온정을 받지 못하고 곧바로 무리에서 쫓겨나거나 도태된다. 무한 경쟁의 현시대는 동물의 세계보다 더 척박하고 경쟁이 치열하다. 그럼에도 환자라면 모든 것에 우선권이 주어지고 동정을 받길 기대한다. 동물의 세계처럼 인정이 없는 약육강식의 사회가 되어서는 안 되겠지만, 환자라는 이유로 여러 특권을 누리려 하는 것은 절대로 온당치 않다.

질병 치료의 주체는 환자이다. 스스로 노력하지 아니하고 부지런해지지 않으면, 환자임을 부끄러워하지 않으면 치료될 수 없음을 명심해야 한다.

3. 치료의 법칙

후한(後漢)의 명의인 편작(扁鵲)이 저술했다는 『난경(難經)』에 의하면 치료의 법칙은 '허즉보모 실즉자사(虛則補母 實則子瀉)'이다. 즉 "허(虛)하면 어머니 격(母)인 것을 보(補)하고, 실(實)하면 아들 격(子)인 것을 사(瀉)하라"는 말이다.

허와 실은 질병 증상의 정도를 구분하는 것이고, 모자(母子) 관계는 오행의 상생관계(相生關係)에 의한 구분이다.

허와 실의 치료 방법을 다시 한 번 상기하면, 허증(虛症)은 본치(本治, 원인치료)로 다스리고, 실증(實症)은 증치(症治, 대증요법)로써 치료한다고 논한 바 있다.

모자 관계의 정확한 이해를 위해, 오행의 상생·상극의 관계를 다시 살펴보자.

상생관계	상극관계
목생화	목극토
화생토	토극수
토생금	수극화
금생수	화극금
수생목	금극목

모(母)의 관계를 보면, 상생 작용에 의거해 화(火)의 모는 목(木), 토(土)의 모는 화, 금(金)의 모는 토, 수(水)의 모는 금, 목의 모는 수이다.

자(子)의 관계는 상생 작용에 의거 목의 자는 화, 화의 자는 토, 토의 자는 금, 금의 자는 수, 수의 자는 목이다.

모자 관계에 의한 약물의 투여는 음병(陰病)과 양병(陽病), 허실(虛實)의 종류에 따라 정해진다.

양병의 허증 질환에는 모 쪽을 보(補)하는 약물을 사용한다. 양병의 실증에는 자 쪽을 사(瀉)하는 약물을 사용한다. 음병에는 자음(滋陰: 액, 영양 보충) 및 사화(瀉火: 열을 끔)의 약물을 사용하며 자 쪽의 약물을 사용한다.

대부분이 음의 병이므로 앞에서 여러 차례 밝힌 것처럼 자 쪽의 약물을 사용하는 것이 원칙이다.

4. 한방 약제들의 음양 오행적 해석

치료의 방법과 방향이 결정되었으니 이제는 효능, 효과를 떠나 음양과 오행의 측면에서 분류된 약제를 공부할 필요가 있다. 옛날에 탕제를 행할 때 '강삼조이(薑三棗二)'라 하여 생강 3쪽과 대추 2알을 넣어 함께 끓였다.

이는 무슨 의미일까?

생강과 대추는 음식으로 따지면 양념 즉 Spice에 해당한다. 약성이 강한 약물을 끓이며 맛과 풍미를 위해 양념 형태로 가하여 맛을 부드럽게 해서 먹기 편하도록 하기 위함이다. 생강과 대추가 양의 물질로서 전체의 기운을 좌우하는 '양'의 물질이기 때문이다.

음양과 오행의 올바른 구별은 치료 약제 제조에 매우 중요하다. 음양과 오행을 나누어 모자(母子) 관계에 의거해 약물을 사용해야 하기 때문이다.

1) 음성 약물의 오행

음성 약물에는 맛이 쓰고 차가운 성질을 지닌 것이 많다. 경우에 따라서는 감(甘), 온(溫)의 약물임에도 발한(發汗) 등의 작용을 하여 자음사화(滋陰瀉火)의 기능을 행하는 것도 있다(예: 갈근).

목(木)	화(火)	토(土)	금(金)	수(水)
백작약	당귀	대황	맥문동	숙지황
치자	황금	갈근	상백피	택사
결명자	황련	마자인	산약	차전자
노회	죽엽	지실	아교	호도
목과	자초	의이인	길경	
백강잠	목단피		마황	
용담	우황		지모	
시호			박하	
			백모근	
			석고	
			금은화	

음성 약물의 오행표

음성 약물들은 사화자음으로써 음병을 치료하는 약물로 현대인의 질병 치료에 특히 중요하다. 인체의 체질 분류 못지않게 이들의 오행 구분을 익혀 놓아야 한다.

2) 양성 약물의 오행

양성 약제는 대체로 맛은 감(甘)하거나 신(辛)하며 즉 달거나 매운 맛을 지녔으며, 성질은 따뜻하다.

양성병의 질환에 사용하지만, 현대인의 질병 대부분은 '음'병인 바, 주된 치료 약으로 쓰일 때는 그리 많지 않다. 이 약물들은 맛, 풍미의 개선 및 인경 즉 원하는 곳으로의 약물 작용을 유도하는 목적으로 사용되는 것이 일반적이다.

대표적인 양성 약제인 인삼의 경우 옛날에는 아주 귀한 선물로 여겨졌으며 전매 사업으로서 국가에서 관리할 정도였으나, 근래에 이르러서는 소요가 예전만 같지 않은 것이 현실이다. 그만큼 소비자의 욕구를 충족시키지 못했음을 뜻할 것이다. 따라서 보기제(補氣劑)의 경우는 소량의 단위로 양념의 개념으로 사용하며, 인경(引經), 즉 일정한 장부(臟腑)와 경맥(經脈)에 선택적으로 작용하여 그것과 배합된 다른 약이 일정한 장부와 경맥에 대하여 치료 효과를 나타내도록 약성을 이끄는 데 사용한다.

목	화	토	금	수
복분자	부자	감초	백개자	계피
구기자	석창포	대추	백두구	사상자
오수유	인삼	사향	곽향	유황
하수오		육두구		
두충		맥아		
		산사		

양성 약물의 오행표

5. 서양 의약품

1) 서양 약물의 전반적 이해

서양 약물은 상당 부분이 항생, 항균제 및 해열, 소염, 진통제로 이루어져 있다. 질병의 원인을 세균, 바이러스 및 정신적 요인으로 보기 때문이다. 따라서 대증 요법을 행하기 위한 해열 진통제 및 항생, 항균제가 주를 이룬다.

가장 큰 원인으로 꼽히는 세균, 바이러스의 치료를 위해 자연적으로 항생, 항균제의 사용이 많은 경우가 있다. 하지만 이 제제들의 사용은 인체에 유용한 균까지도 죽이게 되어 상당 부분 위해를 끼칠 수 있을 것이다. 이의 사용을 자제해야 한다는 공감대가 형성되어 많은 호응이 일어나고 있지만 극히 일부의 경우에는 자주 사용하는 경우가 있다 한다.

또 하나의 문제점은 부형제의 문제이다. 부형제는 약성이 약한 것으로 주성분의 역할에는 영향을 끼치지 않는 것으로 알려져 있다. 세상의 모든 물질은 자기 나름대로의 역할과 존재 의미가 있다. 그러함에도 이들의 역할은 무시하고 주성분만이 작용한다는 것은 모순이 있다.

부형제에는 흔히 말하는 전분, 유당을 비롯하여 연질 캡슐에서는 젤라틴, 식용유 등을 말한다. 이들 역시 어엿한 약물 및 식품으로서 자신의 역할과 효능 효과를 지닌다. 그리하여 개발 당시의 목표 또는 효능이 변화될 수도 있고 없어질 수도 있을 것이다.

예를 들면 같은 성분의 간장약이라 해도 정제, 연질 캡슐제는 효능, 효과 면에서 차이가 난다. 식품에서 예를 들면 우유를 먹으면 부작용이 있어 먹지 못하는 자에게 설탕을 다량 섞어 먹든지, 소금을 소량 섞어 먹으면 부작용이 없어지고 영양 보충의 효과를 나타낸다. 항히스타민제의 경우도 연질캡슐의 경우는 상당 부분 졸음(수기) 등의 부작용이 줄어드는 경우를 본다.

이처럼 부형제를 통한 조절로서도 효능의 증대 또는 감소가 이루어질 수 있고 부작용의 제거 등에도 응용할 수 있다. 하지만 이마저도 법률상의 제약으로써 불가능한 경우가 많다. 새로운 물질 또는 약물의 개발 및 런칭 시 미리 이 부분까지 고려한다면 특화된 제품으로서의 개발이 가능할 것이다.

2) 서양 의약품의 음양오행

서양 의약품도 오행을 구분하여 사용하는 것이 매우 중요할 것이다. 특히 제조과정에서 본래의 약물보다 부형제(유당, 전분 등)의 양이 많이 사용되어 본래 약물의 특성에서 벗어나는 경우도 있기 때문이다.

제품의 생산 시 상품의 모양 및 가치 향상을 위해서도 부형제를 본래의 원료보다 많이 사용하는 경우가 대부분이다. 이는 본래의 의도보다는 전분, 식용유(土), 유당(火), 또는 젤라틴(金) 등이 더 많이 사용되어 원제품의 효과가 감소되는 경우가 될 것이다.

실제로 증상에 따라 여러 가지의 약물을 혼합하다 보면 '토'의 약물이 주제가 되어버리는 결과가 나타난다. 음양오행 및 숫자로 본 오행에서 논하였듯이 '토'의 약물은 소량 사용하는 것인데 이것이 주가 된다면 전혀 다른 방향으로 약효가 진행된다. 게다가 소화에 부담이 있다고 하여 소위 말하는 위장약을 첨가하니 더욱 심화될 수밖에 없다.

유당은 '심(心), 화(火)'의 자음제이며, 옥수수 전분은 '비(脾), 토(土)'에 속하는 약물이기 때문이다. 서양의학에서는 이들 부형제는 약효에는 영향을 미치지 않는다고 하지만, 세상에 역할이 없는 물질은 없다.

서양 의약품의 사용 시에도 이를 또한 음양과 오행을 잘 숙지하여 응용하는 것이 치료율을 높이는 지름길이다. 상생, 상극의 작용을 유념하되 특히 상극의 약물을 사용치 않는 것이 중요하다.

서양 의약품 제제의 오행은 다음과 같이 분류할 수 있다.

목(木): 간장약, 비타민C, 콘드로이친, 우담즙

화(火): 신경안정제, 철분제제, 소염·해열제의 일부

토(土): 제산제(산화마그네슘 등), 시메티딘, 소화효소제 등

금(金): 항히스타민제, 진해제

수(水): 부신피질 호르몬제, 기타의 호르몬제

6. 한방 탕제의 처방과 투약

한방 탕제도 음양과 오행에 따라 처방을 하고 질환 치료에 사용해야 하는 것임은 당연한 일이다. 이를 무시하고 각 약물의 효능 효과에만 매달리면 앞서도 말한 것처럼 부작용이 따르는 경우가 많을 것이다.

다만, 보기제의 경우는 대부분 탕제의 양념 또는 인경약(引經藥)으로서 그다지 많이 사용하지는 않으니 특별히 유의할 필요는 없을 것이다.

음병 치료에 있어서 자음사화제(滋陰瀉火劑) 약물로 음병의 바로 전 단계 즉 '모(母)'의 질병을 치료하고, 체질 및 원인을 따져 '자(子)' 쪽의 약물을 사용하여 정확하게 투약함이 원칙이겠으나, 흔히 한방 치료에 많이 쓰인다고 알려진 탕제에서는 전체를 어우러지게 하고 부작용을 최소화하기 위해 여러 오행 특성을 가진 약물들이 혼재되어 있다.

이 경우는 주 제제 즉 가장 많이 쓰인 약물을 위주로 생각해야 할 것이며, 숫자와 오행에서 논한 바 있는 장부별로 사용할 수 있는 약물의 비율을 고려해야 할 것이다.

짧은 설명으로 각 탕제의 처방과 투약을 완전 이해하기는 불가능하나, 이러한 관점에서 자주 쓰이는 탕제의 대강을 이야기해 보고자 한다.

예를 들어 숙지황이 군제(君劑: 주가 되는 약)로 쓰인 경우 또는 소량이라도 쓰인 경우, 타 약물과의 조합으로써 중화되거나 좋은 방향으로 승화되지 못한다면, '토(土)' 체질과는 상극이므로 부작용이 나타나서 치료 효과를 얻지 못할 것이다.

마찬가지로 백작약이 군제로 쓰인 탕제의 경우 타 약물과의 조합으로 중화 또는 좋은 방향으로 승화되지 못한 경우 '금(金)' 체질과는 상극으로 치료 효과를 보기 어렵거나 부작용을 유발하게 된다.

같은 원리로 당귀, 황금, 황련(황련의 경우 너무 써서 군제로 사용하기는 곤란)의 경우는 '수(水)' 체질에게는 부작용을 일으키며 치료 효과가 없다.

'화(火)' 체질에게는 마황, 맥문동, 사삼 등이 상극이며, '목' 체질에게는 갈근, 황정 등이 역시 부작용을 일으킨다.

'사물탕'류

팔물탕, 쌍화탕, 십전대보탕 등 이를 응용한 처방이 매우 많다. 거의 대부분의 탕제가 이를 응용한 것이라 해도 과언이 아니다.

보혈제의 기본으로 '수' '목' '화'에 속하는 대표적인 자음제인 숙지황, 백작약, 당귀를 사용하여 처방한다.

이론적으로는 '모(母)' 부위인 '금' '수' '목' 즉 인체의 모든 '음' 부위의 자음과 사화를 꾀하는 약물의 집합이다. '음' 부위의 자음 강화 이론은 맞으나 숫자와 오행 항에서 논했던 장부별 사용량의 대소를 구별치 않아 단지 교육용(?) 처방이 아닌가 싶다.

실제로 이 제제를 복용하면 부작용이 발생하는 경우가 많은데, 숙지황 때문이라 생각하는 자가 많다. 일면 맞는 말이기는 하지만

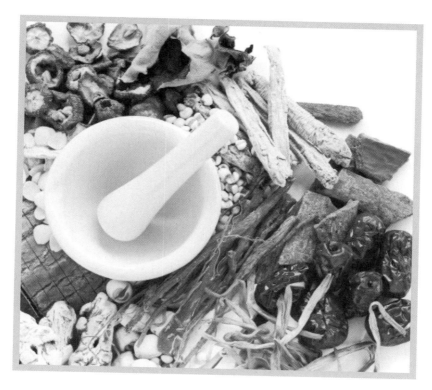

반드시 숙지황 때문만은 아니라고 생각된다.

숙지황을 구증구포(九蒸九曝: 찌고 말리기를 아홉 번씩 반복하여 독성을 제거하고 약성을 좋게 하기 위한 방법)를 하지 않아 그렇다는 이야기가 많으나 당귀, 백작약 때문인 경우도 있을 수 있다.

숫자의 오행을 고려한 용량의 조절이 필요함을 강조한다.

'사심탕'류

삼화사심탕, 반하사심탕, 생강사심탕, 감초사심탕 등으로 황금, 황련 대황(삼황사심탕의 경우) 등 '심, 화'에 속하는 약재를 주 처방

제제로 사용하여 붙여진 이름들이다.

'화(火)'의 모(母) 부위인 '간(肝), 목(木)'의 자음 강화를 위한 약물로 주로 사용되어, 간장약이라 해도 될 정도로 '간, 목'의 질환을 치료한다.

음주 후 배탈, 설사 등 해독 불능으로 인한 복통의 치료 시, 투약후 변비 걱정을 하는 경우가 있으나 변비 환자도 대부분은 설사 환자임에 사용 빈도가 높고 효과도 좋은 처방이다.

'곽향정기산'류

삼소음, 불환금정기산 등으로 주 처방 약재는 곽향, 소엽, 길경등으로 '폐(肺), 금(金)'에 속하는 약물을 주로 사용한다. 이는 고한(苦寒)의 자음사화제가 아닌 '신온제(辛溫劑)' 의약물로서 발산을 통하여 열을 제거하는 약물이다.

이 약물은 '폐, 금'에 속하므로 '비, 토'의 열을 제거하는 데 주로쓰이는데, 심(心)이 약해져 체력 부족으로 비위의 소화력까지 떨어진 상태의 질병을 치료한다.

따라서 소화불량성 감기 또는 두통, 현훈(眩暈: 정신이 아찔아찔하여 어지러운 증상) 등의 질환에 사용한다.

비위(脾胃)의 질환은 계절적으로는 여름 및 장마철에 심해지고자주 발생하는바 '여름철의 감기약'으로도 알려져 있다.

'자음강화탕'

주 처방 약재는 당귀, 작약, 숙지황, 천문동 등으로 탕제의 이름이 자음강화이니 모든 음병을 치료하는 탕제라고 할 수 있다. 상열하허(上熱下虛)의 모든 질환에 '음'을 강화시켜 상열(上熱)을 끌어내리는 작용을 한다.

약재의 오행은 맥문동, 천문동은 금(金), 숙지황은 수(水), 작약은 목(木), 당귀는 화(火) 등 '화' 장부를 제외한 모든 장부를 자음 사화시키는 제제가 조합되어 있다.

이론상으로는 이보다 더 좋은 방법이 없을 듯 보이나 범위를 너무 넓혀 놓아 문제가 있는 것으로 보인다. 각 장부별로 배합 비율이 나타나 있지 않은 것도 처방을 주저 없이 권하고 싶지는 않은 이유이다.

가미소요산

주 처방 약재는 '간, 목(木)'에 해당하는 작약, 시호, 치자 등과 '심, 화(火)'에 속하는 당귀, 목단피 등이다.

'목'과 '화'가 합쳐져 조화를 이룸으로써 체력회복에 상당한 도움을 줄 수 있는 처방으로 보인다. 또한 '화'의 약물보다 '목'의 약물이 더 많이 함유되어 있어 조합상의 묘미도 가미되어 있는 것 같다.

이 탕제는 여러 질환에 폭넓게 사용하며 체력부족으로 인한 제반 질병의 치료에 유용할 것으로 보인다.

오적산

주 처방 약재는 당귀, 작약, 길경, 마황, 지각 등인 탕제이다.

오적산이라는 명칭 그대로 기, 혈, 담, 한, 식적의 다섯 가지 적체

(積滯: 음식물이 제대로 소화되지 못하고 체한 채로 있음) 즉 모든 적체를 해결한다는 탕제이다.

옛날 최오적이라는 의자(醫者)가 위의 오적산에 몇 종류의 약물을 가미하고 사용하여 많은 병을 고쳤다는 일화가 있듯이, 유용한 처방 중의 하나이다. 특히 '간(肝), 목(木)의 질환 및 '비(脾), 토(土)'의 질환(心의 氣, 즉 체력 저하로 인한)에 큰 효과를 낼 수 있는 처방약이다.

'소시호탕'류

이 탕제에는 시호계지탕, 시호계지건강탕 등이 있는데, 주 처방 약재는 시호, 황금 등 '간, 목'과 '심, 화'에 속하는 약물이 적절한 비율로 구성되어 있다.

한열왕래(寒熱往來) 즉 열이 났다가 금방 차가워졌다가 반복하는 현상이 발생하는 질환에 사용한다. 감기로 인해 체력이 떨어져 추위와 더위가 번갈아 나타날 정도로 약해진 경우에도 효과가 크다.

'목'과 '화'의 약물이 적절히 혼합되어 있어 체력 증진의 효과를 발현한다.

소청룡탕

마황 작약 오미자 등, '폐, 금'에 속하는 약제를 주 제제로 하여 작약 즉 '간, 목'에 속하는 약물의 조합이 주 처방법이다.

오랜 감기 끝에 심(心)의 기능 저하로 말미암아 위장의 기능이 약해져 가래, 천식 등의 증상이 남아 있는 경우에 많이 사용한다. 체력 저하로 인한 '심, 화' 및 '비, 토'의 질환을 치료하는 약물이므로, 열은 거의 없는 상태에서 기침이나 가래 등을 호소하는 경우 사용하는 탕제이다.

'패독산'류

십미패독산, 인삼패독산, 형방패독산 등의 탕제가 있는데, 주 처방 약재는 독활, 길경, 방풍, 형개 등 '폐, 금'에 속하는 약물과 시호 즉 '간, 목'에 속하는 약물로 구성되어 있다.

주로 '폐, 금'의 열을 끄는 약물과 발산시켜 열을 끄는 약물이 배합되어 있어 감기 및 여러 질환에 두루 쓰일 수 있는 약물이다.

앞서 감기의 치료에서 자주 언급했던 '오한 발열'의 경우 취한으로 인한 해열이 원칙이라고 말한 바 있는데, 발산을 하여 해열을 시키는 약물 위주의 처방으로 이루어진 탕제이다.

따라서 감기의 발열 등은 물론 피부질환 등에도 널리 쓰인다.

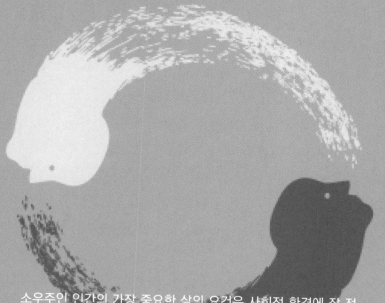

8

제8장

음양오행적 사고(思考)를 위하여

소우주인 인간의 가장 중요한 삶의 요건은 사회적 환경에 잘 적
응하여 살아가는 것이다. 그런데 사회는 서로 다른 생리적·환경
적 요인에 의하여, 서로 다른 감정, 체질, 성격 교육 정도, 빈부차
를 지닌 인간들로 구성되어 움직인다. 서로 돕고, 서로 사랑하며,
상생을 이루는 삶을 위하여는 각자가 어떤 사고방식으로 살아야
할까? 사회생활에서도 음양오행적 특성에 따른 원리를 바르게
이해할 수 있다면, 풍요롭고 더불어 행복한 삶을 누릴 수 있다.

음양오행적 사고(思考)를 위하여

1. 음양의 원리에 기반한 사고

1) '양'을 이기는 것은 음이다

영원한 승리나 영원한 패배는 없다

양은 강하고 음은 약하다 하였다. 여성은 부드럽고 유연하며 남성은 강하고 딱딱하다. 힘으로 싸운다면 물론 남성이 이긴다.

그러나 여성을 이기는 남성이 없으며 없을 수밖에 없다. 음과 양은 상호보완적인 면이 강해서, 서로 대치하지는 않기 때문이다.

여성을 이기는 남성이 없고, 죽음을 이기는 삶은 있을 수 없다. 양은 순간이고 음은 영원하기 때문이다. 이 점을 잘 인식하면 인간은 겸허해질 수밖에 없다.

음이 양을 이기는 예들을 보자.

인간은 나이가 들면 생(양)하지 못하고 죽는다(음).

남성(양)은 나이가 들수록 공처가가 되어 여성(음)에 눌려 지낸다.

나이가 들수록 적극적이기보다 수동적인 활동을 더 선호한다.

나이가 들수록 상체에 비해 하체가 더 약해진다.

계절로는 겨울, 하루로는 밤에 죽는 사람이 많다.

바이오 음식보다 인스턴트 식품이 더 많아진다.

물의 힘이 불의 힘보다 더 강하다(불은 물로 끈다).

지식(음)은 칼(무력, 양)보다 강하다.

민심(음)은 천심이다(권력은 국민에 약하다).

악화(음)가 양화(양)를 구축한다.

운동은 상체로 하는 것 같지만, 실제로는 하체에 의한다.

실질적인 일은 음이 한다

양은 대표성을 가진다. 모든 경우 양이 대표이기 때문에 양이 행하는 것으로 여긴다. 그러나 실질적인 일은 음이 하고, 음에 의해 성패가 가름된다.

가계는 남성이 밖에서 벌어와 이루어지고, 그 가정의 대표는 남성이다. 그러나 보이지 않는 곳에서 남성을 조절하고 통제하는 것은 음 즉 여성이다. 극단적으로 표현하자면 남성은 여성의 하수인에 불과하다.

기업에서의 사장, 국가에서의 최고 통수권자도 실질적인 일은 아랫사람이 하고 윗사람은 아랫사람이 정해 준 스케줄에 따라 꼭두각시처럼 행하기만 하는 것이다.

연극이나 영화의 주인공은 왕이나 부자가 아니라 신하, 내시, 가난한 자 등인 경우가 많다. 왕, 부자들은 연극을 성립시키기 위한 보조 역할에 불과할 때가 대부분이다.

마찬가지로 돈은 남성이 벌지만 그것은 여성에게로 귀속된다. 음에는 대표성은 없으나 실질적인 역할이나 행동은 거의 음의 행동에 따라 결정된다. 그러므로 모든 일의 결과는 실질적으로 음에게로 온다. 양은 행동으로 옮기는 과정에서 기분은 좋았을지 모르지만, 주역이 아닌 관계로 음의 처분을 바랄 수밖에 없다.

음은 보이지 않고 밖으로 나타나지는 않지만 실질적으로는 양을 지배하고 있는 것이다.

이를 깨우치고 이해하는 사람이 승리하는 사람이다.

남성이 젊었을 때 의욕과 패기와 정열을 가지고 일을 시작했다가 실패하는 경우, 자신의 실력만을 과시하다 낭패를 당하는 경우가 그렇다.

자만해서는 안 되며, 약하고 부드러운 것, 즉 음이 양을 이긴다는 소박한 진리를 겸허하게 받아들여야 한다.

이런 중요성 때문에 초등학교에 입학하여 '토끼와 거북이의 경주'를 배우고서도 죽을 때까지 그 뜻을 헤아리지 못하는 우를 범해서는 안 된다.

2) 인간은 누구나 양이 되기를 선호한다

음양론의 숨은 뜻

음이 모든 것의 기본이며 양을 제어하고, 결국에는 승리하는 것임에도 우리 인간들은 양만을 선호한다.

여성은 기본적으로 남성이 되지 못한 콤플렉스를 가지고 있다. 출산을 하면 사내아이가 아닐 경우 섭섭해 하며 고개를 돌린다.

성장 과정에서도 사내아이는 우쭐대고 여자아이는 움츠린다. 사내는 자유분방하게 키우고 여자는 통제 속에 키운다. 가난한 집에서는 사내를 키우기 위해 여자를 희생시키기까지 했다. 성장 과정 중에는 높은 지위, 좋은 직업, 편안한 일을 찾고자 혈안이 되는 것이 현실이다.

인간은 모두 이러한 양만을 선호하고, 양을 이루기 위해 노력하고, 양이 가치판단의 기준이 되어 왔다. 그래서 자연히 양 중심의 사고방식을 갖게 되었다.

음과 양은 항상 같이 존재하고, 상대의 개념이 있으며, 양이 모든 것을 대표하나 결국에는 음이 승리한다는 논리는 생각하지 못하게 되었다. 즉 양을 통제·제어하는 음이 항상 같이 존재하는데, 이는 완전히 무시하고 양만을 기준으로 생각한다.

자연히 실제의 중요한 요인, 즉 숨겨진 음은 보지 못하는 결과를 낳는다.

겉과 속은 다르다는 평범한 진리를 망각한 채 살아가기 쉬운 것이 인간이다. 누구나 화려하고 멋진 것을 꿈꾸고, 그렇게 되기 위해 노력한다. 높은 지위에 오르기 바라고, 주역이 되고 싶어 하고, 능동적이 되고 싶어 한다.

모두가 양이 되기를 바라는 것이다.

높은 지위에 올라도, 주역을 맡아도, 능동적인 위치에 서게 되어도 혼자서는 이룰 수 없고, 밑의, 조연의, 수동적인 위치의 사람들에게서 도움을 받아야 일을 행할 수 있다. 즉 음의 도움 없이는 이룰 수 없다는 뜻이다. 또한 높은 지위나 주연, 능동의 경우도 그 자체에 또 음과 양이 있으니 더 높은 지위, 주연, 능동이 있다. 욕심이나 달성에는 끝이 있을 수 없다. 그리하여 인간의 욕심은 끝이 없고, 욕심으로 결국은 실패하고 병들어 죽게 된다.

기업가의 경우, 이 음양의 원리를 깨달아 어느 정도 성취한 후에는 자신의 능력은 일부분이고 주위의 도움으로 이룩한 결과임을 알고 베푸는 일을 행해야 한다.

그러나 욕심이 과다하여, 즉 양만을 탐하다가 결국은 망하고 마는 사례를 수없이 보아왔다. 설령 당대에는 어찌어찌하여 대가를 치르지 않더라도 2세의 교육, 가정의 관리 등 보이지 않는 곳을 소홀히 해 오래가지 못한 경우가 허다하다.

빛과 그림자의 공존

음과 양은 항상 함께하는 법이므로(상호성), 밖으로 성한 자는 가정 또는 개인적인 일이나 성격에 결핍한 곳이 있다.

밖에서 부드러운 사람이 집에서는 폭군이 되고, 집에서 눌려 지내는 사람은 밖에 나오면 아랫사람을 들볶기 일쑤다. 밖에서 말이 많은 사람은 집에서는 말이 없다.

씀씀이가 헤픈 사람을 보라. 실제로는 돈이 없는 사람이 태반이다. 구두쇠가 실제로는 알부자임을 여러분도 많이 경험했을 터이다. 말솜씨가 좋고 외모가 번지르르한 사람이 기본 개념에 충실한 사람인 경우는 그리 많지 않다. 오히려 사기꾼이 한결같이 핸섬하고 예의 바르다.

경쟁 부서 업무에 관심을 갖고 걱정해 주는 사람은 실제로는 잘못되기를 바란다.

운동경기에서 상대방의 멋진 동작을 칭찬하면서도 실제 속마음은 '제기랄!'이다.

매스컴에 광고가 요란하기 짝이 없으면 그 제품은 별 볼 일 없는 경우가 허다하다. 좋은 상품은 초기에 인지만 시키고 나면 광고가 필요 없는 것이다. 물론 모든 것이 그렇다고 일반화시키는 것은 아니지만 현상만을 믿어서 낭패 보지 말자는 것이다.

수레에 짐을 가득 실었을 때는 소리가 별로 나지 않는다. 빈 수레는 짐이 많은 양 소리가 요란하다.

깡통의 속이 꽉 차 있으면 두드려도 소리가 작으나 빈 깡통은 요란하다.

속이 비어 있는 벼는 고개를 들고, 알이 찬 벼는 고개를 숙인다.

지식이 짧은 사람 지식을 자랑하고, 지식이 깊은 사람 묵직하다.

배고픈 새끼 새의 목소리가 더 크다. 어미 새가 먹이를 잡아왔을 때, 소리를 크게 내고 입을 크게 벌리는 새끼에 먹이면 골고루 먹이게 된다.

동물들도 아는데 인간은 모른다. 인간은 정말 만물의 영장인가?

3) 음을 중요시하는 사고(思考)

앞서 음, 양의 해석에서도 말한 바와 같이 양이란 부족한 곳에서 더 크고 강하게 나타나는 법인데, 이를 그대로 크고 강한 것으로 받아들임이 문제이다. 이러한 연유로 판단과 대처에 실수가 생기는 것이다.

사회생활에서의 실수는 기회의 상실, 금전적 손실 등뿐만 아니라 삶이 나락으로 떨어져 회복불능의 사태가 초래되는 전환점이 되기도 한다.

이제 양만이 가치판단의 기준이 되어서는 안 된다. 실제적인 힘을 발휘하는 숨겨진 음을 똑바로 볼 수 있어야 한다.

이를 위해서는 음양론의 철저한 이해가 선행되어야 한다.

가치판단의 기준은 음

겉으로 나타나는 것은 대개가 거짓임에도 인간이 양만을 선호하고 양이 가치판단의 기준이 되니, 세상에는 거짓이 활개 치고 돌아다닐 수밖에 없다.

거짓의 횡행 속에 속고 속이는 우스꽝스러운 일이 버젓이 세상을 누비고 있다. 누가 더 그럴듯한 거짓말을 해서 일반이 믿도록 하느냐에 승부가 달려 있다고 해도 과언이 아니다. 아이러니가 아닐 수 없다.

필자는 이런 주장을 통해 사회의 기본질서를 뒤흔들고자 하는 것이 아니라, 항상 반대의 개념도 존재한다는 상대성 논리와 모든 일에는 선과 악, 빛과 그림자, 즉 음과 양이 함께 존재한다는 상호성 이론을 강조하고자 함이다.

혼돈의 시대의 강자와 약자

위의 예와 같이 어떠한 현상이든간에 좋은 방면으로의 해석과 나쁜 방면으로서의 해석이 있을 수 있다. 이의 해석 기준은 양이었다.

양이란 기(氣), 힘 등을 일컫는 말이니 지위, 직업 등의 사회적 위치에 비추어 볼 때 강한 쪽이다.

강한 쪽은 좋은 쪽으로 해석되기 일쑤이고 약한 쪽은 나쁘게 해석될 수밖에 없다.

예로부터 우리는 직업의 순위를 사농공상이라 하였다. 그러나 시대가 바뀌고 가치 기준이 바뀜에 따라 오히려 역순이 되어버린 느낌마저 있을 정도이다. 이에 따라 옛날에 약했던 것이 강하게 되어 좋은 방면으로 해석되고, 좋았던 것은 오히려 약해져 자기 목소리를 내지 못하니 나쁜 쪽으로 해석되는 것이다.

현대를 '카오스(혼돈)의 시대'라 하는 것이니 어느 것이 바르고 어떤 쪽이 잘못된 것이 온통 어지러운 시대이기도 하다. 아직도 양이 판단의 기준으로 행세하기 때문이다.

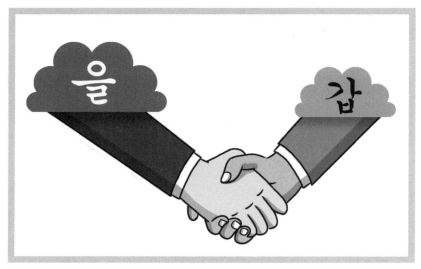

갑과 을의 상호 배려가 음양이 조화된 사회를 만든다

현대는 음의 시대이다. 단지 우리가 이러한 시대적 변화에 적응
치 못하고 있는 것이다. 이제 음 위주의 사고방식으로 전환되어야
한다. 이것이 바로 시대적 변화에 부응하는 것이며, 음양의 자연 섭
리를 따라 살아가는 길이다.

을(乙)을 배려하는 사고

시대가 많이 바뀌고 있다. 노사관계를 보더라도 예전에는 사용자
위주의 경영이었으나 요즈음은 종업원을 많이 인식하고 운영되는
것을 볼 수 있다. 즉 '양' 위주의 경영으로부터 '음' 위주의 경영으로
탈바꿈되고 있다.

기업들은 오너 위주의 경영으로부터 종업원 위주의 경영으로의
변신을 시도하고 있다. 그렇지 않은 기업은 살아남기 어려운 시대가

도래했기 때문이다.

대통령도 권력으로 국민을 지배하는 독재정치의 잔영에서 벗어나, 국민 대다수의 행복을 위한 정치를 펼쳐야 함은 초등학생들도 잘 아는 상식이 된 지 오래다. 그간 격동의 현대사에서 몇 차례의 민주화 투쟁을 통해 즉 국민의 무서움과 독재 권력의 무상함을 알았기 때문이다.

그러나 일부에서는 아직도 음의 중요성을 모르고 양의 자만심과 교만함을 버리지 못한 사람들이 많이 있는 것 같다. 하루가 멀다 하고 재벌 2, 3세들의 갑질 횡포와 사회의 지도적 위치에 있는 사람들의 을을 무시하는 눈꼴 사나운 행태가 매스 미디어와 SNS를 뒤덮고 있으니 말이다.

갑은 영원히 갑의 지위를 누릴 수 없고, 을은 언제까지나 갑의 을의 입장에서 음의 중요성을 간과하지 않는 사고방식을 견지해야 참되고 복된 사회를 구현할 수 있지 않을까. 그것이 음양론의 교훈이라고도 할 수 있다.

2. 사회생활과 오행

1) 인간의 삶과 오행

개체의 차이

인간이 법 앞에서, 사회적 기회 앞에서는 평등해야 하겠지만 모든 부분에서 평등할 수 없는 것이 인간의 현실이다. 각 인간은 생리적·환경적인 부분에서 동일한 여건을 누릴 수 없기 때문이다.

동양의학은 이러한 각 개체의 차이를 인정한다. 이것이 바로 오행상의 구분이다.

서로 돕고 억제하고, 도움을 받고, 억제당하며 살아가는 인간들의 모든 감정과 행동은 각자 체질, 성격, 교육 정도 등에 따라 다를 수밖에 없다. 이 중 후천적이고 인위적으로 형성된 요인들은 살아가면서 조정이 가능하지만, 개인의 본질을 이루는 가장 핵심적인 생래적 조건은 태어나면서부터 갖게 되는 체질적 영향에 의한다.

잉태될 당시의 기후, 환경, 조건 등은 오행 중 어느 것에 해당되고, 그때 생성된 오행(체질)이 평생 변하지 않고 유지되는 것이다.

물론 성장하는 도중 교육이나 삶의 경험 등에 의해 다소 변화할 수 있지만, 사회생활에서도 하늘이 준 천성적인 개인의 정체성과 특질은 변할 수 없다는 뜻이다.

2) 사회집단의 오행적 특성

어떤 집단이든 다섯 부류가 모여 있다.

음양론에 의하면 어떤 개인의 행적이나 자연적 현상, 사회적 사건이든 원인과 실제의 특성에 관한 이해가 가능하다. 그러나 복잡다단한 세상사는 어떤 특정한 이론의 잣대로만 규명하기가 곤란할 때가 많다.

사회생활을 구성하는 여러 집단은 음과 양의 구분만으로는 해석하기 어려운 많은 요소들이 복합적으로 얽히고설켜 조직적으로 움직여 간다. 이런 집단과 집단 내 개인들의 상호 대등한 관계에서의 연관관계를 이해하기 위한 수단이 바로 '오행론'인 것이다.

우주, 기업, 장부, 동물, 식물, 식품, 약물 등 모든 것이 5가지로 분류되어 이루어 있다. 그 역(逆)도 진리이다. 5가지 요소들이 합쳐져서 모든 집단과 사회가 이루어진다는 것이다.

오행론은 음양과 마찬가지로 많은 요인이 서로 영향을 끼쳐 형성되는 것이 특징인바, 우리가 인체의 특질을 논할 때 설명했던 '목(木)' '화(火)' '토(土)' '금(金)' '수(水)'라는 속성적 용어를 원용하여 설명해보고자 한다.

쉽게 말하여 모든 일, 상황, 사건을 논하는 데, 그 구체적인 내용을 적시하는 것이 아니고 '목' '화' '토' '금' '수'라는 용어로써 상황의 원인과 전개, 그리고 결과를 표현하는 것이다.

그리하여 이들 서로 간을 억제·조장·방해·도움 등의 관계로써 설명한다. 조장하고 도와주는 관계를 '상생관계'라 하고, 억제·방해하는 관계를 '상극관계'라고 한다. 이는 마치 음식이나 인체의 오행과 마찬가지의 특징을 지니고 서로 순작용과 역작용을 일으키는 것이다.

사회 전반의 오행적 특성을 회사 내에서 조직 간의 움직임을 하나의 예로 들어 살펴보면 알기 쉽게 이해할 수 있을 것이다.

회사 조직의 오행

어떤 회사의 영업 담당 책임자인 한 임원이 있다고 하자. 회사는 영업만으로 이루어질 수는 없다. 다른 부서도 있어야 하고, 다른 부서의 임직원들과도 관계를 가진다. 부서와 부서는 대등하고, 임원과 임원도 대등하지만 서로 협조받거나 서로 억제하는 등의 관계를 갖게 된다.

종속관계나 상하관계가 아니므로 음양만으로는 설명되어 질 수 없다. 음양만으로 설명될 수는 없으나 관계를 맺은 것을 이해·운용하기 위한 사고방식이 바로 '오행'인 것이다.

서로의 관계를 설명하고자 할 때 크게 5가지로 나누고, 각각의 특성에 따라 '목' '화' '토' '금' '수'라는 이름을 붙여 이해해보자.

상생관계는 모자관계(母子關係)를 형성하는데, 앞엣것은 뒤엣것에 대해 '모(母)', 뒤의 것은 앞엣것에 대해 '자(子)'라고 해보자.

회사의 상생관계

기업의 조직을 이루는 경영, 기획, 생산, 판매, 재무(경리) 이 5가지 요소들은 필연적으로 관계를 갖는다.

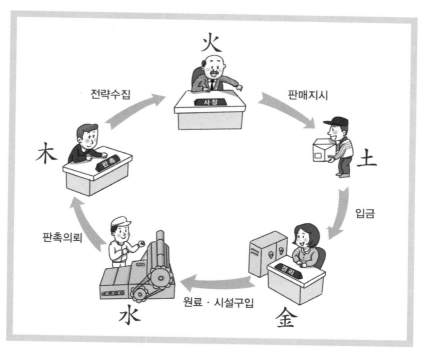

상생관계로 운영되는 회사 조직

영업은 판매를 하여 재무에 입금을 시켜주어야 하며, 경리는 이 자금을 가지고 원자재 등을 구입하여 생산에 공급해주고, 생산팀은 제품을 생산하여 판촉(기획)에 의뢰해야 하고, 판촉은 판매 전략과 마케팅 전략을 수립, 사장(경영)에 보고하고, 사장은 판매 방향을 결정, 영업팀에 지시를 해야 원활한 흐름이 된다.

이때 사장(경영)은 '화(火)'가 되고, 영업은 '토(土)'가 되며, 경리, 자금을 담당하는 재무팀은 '금(金)'이 되고, 생산은 '수(水)', 판촉 기획은 '목(木)'이 되는 것이다.

이렇게 규정된 '목' '화' '토' '금' '수'가 순서에 따라 원활히 돌아갈 때 기업이 잘 굴러간다.

> 경영(화)은 영업(토)을 잘 도와주고(화생토)
> 영업(토)은 재무팀(금)을 도와주며(토생금)
> 재무팀(금)은 생산(수)을 도와주고(금생수)
> 생산(수)은 기획팀(목)을 잘 도와주며(수생목)
> 기획(목)은 경영팀(화)을 잘 도와주어야 한다.

이러한 관계를 '상생관계'라 한다.

상생 관계
목생화(木生火)
화생토(火生土)
토생금(土生金)
금생수(金生水)
수생목(水生木)

회사의 상극관계

망해가는 회사, 삐거덕거리는 회사를 보자.

사장(화)은 매일 경리 책임자(금)를 불러 왜 자금이 부족하냐고 압박한다(화극금).

영업(토)은 생산의 차질과 품질 불량 때문에 판매부진이 초래되었다고 핑계를 대며 생산(수)를 비난한다(토극수).

경리(金)는 정책이 어떻게 잘못되었기에 판매가 되지 못하는가 하

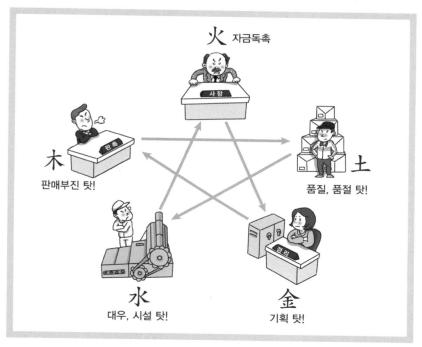

상극관계로 어려움을 겪는 회사 조직

고 기획팀(목)을 탓한다(금극목).

생산(水)은 사장(화)이 대우를 잘못 해주어서, 경영을 잘못해서 시설이 나빠 그렇다고 불평불만을 토한다(수극화).

기획 (木)은 왜 판매를 하지 못하느냐고 영업(토)을 탓하기 일쑤다(목극토).

활발한 영업을 통한 수금, 충분한 판매, 수금을 통한 생산의 원활, 자금 지원 대책을 마련한 후의 판매전략, 충분한 생산 및 품질관리 후의 대우 개선, 정확한 판단 후 영업 활동 등이 이루어졌는지 따져보며 해결책을 찾아야 하지만 곧바로 결과에 대한 책임부터 논하면 상극의 관계를 벗어나기 어려운 것이다. 곧 오행의 상생 원리를 따르지 않는 것이다.

다른 부서에만 책임을 전가할 것이 아니라 자신의 부서부터 순차적으로 상생관계를 맺어가면 모순이 바로잡혀 해결의 길이 열린다. 바로 자신부터 오행의 순리를 따르려 노력해야 한다. 그래서 조직의 숨통을 틔워야 한다.

상극 관계
목극토(木剋土)
토극수(土剋水)
수극화(水剋火)
화극금(火剋金)
금극목(金剋木)

3) 사회문제의 해결

이렇게 조직의 어느 한 곳에서부터 숨통 곧 원인 부위를 찾아, 그 원인(음양)을 바로잡아 주는 것이 문제 해결이다. 곧 오행과 음양을 판단해 질병을 진단하고 모(원인 부위)의 관계를 찾아 음을 보충하여 병을 고치듯 조직의 활동을 원활하게 해 주는 것이 바로 오행적 사고라고 할 수 있다.

질병, 약물, 식품 분야뿐 아니라 모든 개체와 집단, 환경 등의 분야에도 음과 양이 있고 오행이 있다. 과학이 엄청나게 발달한 현대

사회도, 산천초목으로부터 기업에 이르기까지, 가축으로부터 원생동물, 식품, 약물 등에 이르기까지 오행의 구분이 있음을 인정하지 않을 수 없다. 심지어는 빛에도 오행이 있으니 적외선, 자외선, 가시광선 등을 오행으로 구분할 수 있다.

또한 사람은 체질에 따라 특별히 약한 장부가 있듯 집단이나 조직에도 특별히 취약한 곳이 있게 마련인데, 이를 찾아내 부족한 부분을 바로잡고, 서로 상생과 상극을 이루는 관계의 메커니즘을 잘 알아 응용하는 것이 현명한 사고방식이다. 이러한 오행적 사고가 사회문제의 해결이고, 각 개인이 행복을 누리며 풍요롭게 살 수 있는 지름길이 될 것이다.

3. 만병통치에 대한 신념, 팔찌와 칩

1) 만성병은 완치할 수 있다는 믿음

행복한 삶을 추구할 권리가 있는 인간은 질병으로부터 해방되어야 한다. 그러나 안타깝게도 서구문명의 비약적인 발전에도 불구하고, 아니 오히려 문명이 발달하면 발달할수록 인간은 더 고치기 어려운 병마에 시달리고 있다. 서구의 과학문명은 자연을 인간이 사용하기 편하도록 개발하여 자연을 이용하자는 이론에 기조를 두고 있다. 즉 자연을 지배해야 한다는 것이다. 그러나 동양의 과학과 철학은 대자연을 이해하고 그 원리를 깨달아 겸허하게 순응하는 삶을 살아가자는 것이다. 음양오행 사상이 가장 대표적인데, 필자가 음양오행론의 위대함으로 지금까지 역설해온 것은 못 고치는 만성병은 없다는 사실을 일깨워주는 사상이라는 점이다.

인간이 음임을 겸허하게 인정하고 음양의 법칙과 오행의 원리를 파악하여 환자 스스로 주체가 되어 노력한다면, 많은 사람이 거부감을 느끼는 만병통치가 이루어질 수 있음을 누차 설명해왔다.

2) 세라클(Ceramics Miracle) 팔찌

만성병에 대한 완치의 신념도 바로 음양오행적 사고의 하나라고

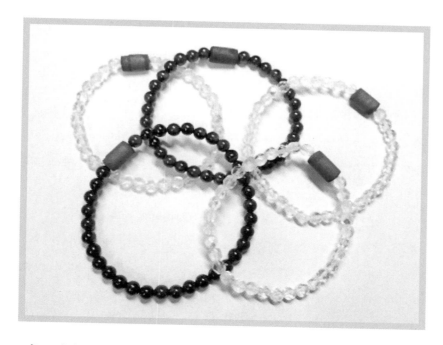

믿는 필자는 사실 약물이나 식품을 활용한 질병 치료에 대해서는 의자(醫者)의 능력을 갖추지 못했다. 대신 약물에 의존하지 않고도 치료에 도움이 되는 기구를 개발하기 위해 애써왔다. 그것이 팔찌와 칩으로 만든 제품이다.

필자가 개발한, 또는 개발하고 있는 팔찌와 칩의 효능이나 건강효과를 설명하는 것은 현행 의료법 체계상 불법적인 일이 되므로, 왜 이런 제품의 개발에 진력해 왔는지 그 의도와 어떤 제품을 만들고자 했는지를 설명하는 것으로 대신하고자 한다.

팔찌 개발의 의도

인체는 음(陰)이어서 대부분의 만성병(허증)의 증상은 부족으로 인한, 도움을 청하는 증상임을 여러 차례 강조해왔다.

대증요법(症治)은 마치 배고파 우는 아이에게 울지 못하게 호통을 쳐 잠시 울음을 그치게 해놓은 상태이다. 원인요법(本治)은 밥이나 젖을 주어야 한다. 증치(症治)는 임시방편적이고 본치(本治)는 오래간다. 결국 만성병은 한마디로 음 부족, 즉 체력과 자연 회복력 부족이며 원인 역시 피로와 무리로 인한 체력, 면역력 부족임을 강조하였다.

필자가 만성병의 완치를 위한 기구 개발에서 가장 먼저 착안한 것은, '심(心), 화(火)'에 도움이 되는 성분을 어떻게 하면 먹거나 바르지도 않고도 어떻게 효과를 발현하느냐 하는 것이었다. 먹거나 바르면, 아무리 건강에 좋은 성분일지라도 소화기관과 피부로 흡수해야 한다. 그리고 혈액에 용해되어 환부에 도착하여 효과를 발현한 후 대소변 등으로 대사되고 만다는 것이 지금까지의 이론이다.

그래서 인체의 대표기관인 '심(心), 화(火)'에 확실한 도움이 되는 물질을 대소변으로 대사되지 않은 채, 반영구적으로 자신의 몸에 부착 또는 지니고 있게 하기 위한 것이 팔찌나 칩이라고 생각했다. 일상생활을 하면서 이들을 지니고 편안함을 느끼고, 여러 질환 증상이 사라지고 활력이 생긴다면, 약물이나 식품보다 더 효과적인 제품이 아니겠는가? 아울러 비소, 납 등의 유해물질이 없고 부작용이 없다면 더더욱 안전한 건강 유지책이 될 수 있지 않을까?

지금까지 언급했던 생각을 마무리하면 만성병에 관한 한 만병통치의 제품이 탄생할 수 있다고 생각한 것이다.

팔찌의 작용 이론

우선은 법률적 제한(효능, 효과 등을 표방하지 않는 범위 내에서)에 저촉되지 않는 공산품으로서 팔찌 개발에 관한 의도를 서술했다.

이 제품의 원리를 모두 밝힐 수는 없지만, 주요 작용에 대한 기대 이론을 밝히자면 다음과 같다.

1. 인간이 영리하다고 하나 사실은 그리 영리하지 못하고 게으르기 십상이며, 열린 마음을 가지기 어려운 '음(陰)'인바, 음양오행을 정확하게 파악하고 지키리라는 보장을 하기 어렵다. 그렇다면 체질의 차이까지도 뛰어넘어 효과를 나타낼 수 있어야 많은 사람들에게 실질적인 도움이 될 수 있다.

2. 증상은 양(陽)의 장부인 심(心), 간(肝), 비(脾)에 나타나는 열(熱), 염(炎), 통(痛), 비(痺) 등이지만 원인은 음(陰)의 장부인 폐(肺), 신(腎)의 '음 부족'에 기인한다. 따라서 음 부위인 '폐' '신'의 '자(子)'에 해당하는 장부를 사(瀉, 열을 끔)하는 물질을 적절한 조합으로 사용한다.

3. '자음사화(滋陰瀉火)'의 물질을 사용하되, 단지 '양의 물질' 즉 '감온제(甘溫劑)'는 인경 및 효력 증진을 위해 양념의 개념으로 소량 사용한다.

4. 환자가 치료의 주체가 되어야 하므로 증상 개선 및 체력 증진 역시 환자 스스로 느껴야 하는데, Placebo(위약 효과) 등으로 잘못된 판단이 있을 수 있으므로 '변'의 상태로 파악함이 제일 정확하다.

위의 이론을 잘 조합하여 만족할 만한 제품을 만든다면 다음의 효과를 일차적으로 느낄 수 있어야 한다.

첫째, 인체의 대표기관인 심(心)이 평안해져야 할 것이므로 우선 즉각적으로 개운함과 눈이 맑아지는 것을 느껴야 한다. 이는 열, 염 등이 제거되어 심이 안정되기 때문이다.

둘째, 제품을 사용한 다음 날부터 장내 불순물이 제거되어 묶었던 변들을 배출하기시작하고 점차 황색의 단단한 변으로 변화가 일어나야 한다.

셋째, 아침에 잠에서 깨어날 때 개운하고 상쾌한 기분이 들어야 한다.

4. 글로벌 시대의 의약품

1) 세계 1위 제품의 개발

현대를 일컬어 글로벌 시대라 한다. 글로벌이란 세계가 서로 가까워지고 정보가 공유됨에 따라 이제는 동등한 위치에서 서로 돕고 경쟁하며 살아간다는 뜻이다. 말로는 서로 돕고 경쟁한다고 하지만 그 속내를 살펴보면, 자신들의 이익을 위해 치열한 싸움을 벌여야 한다는 뜻일 것이다.

의약품 개발 분야에서도 이미 우위를 점한 선진국을 비롯하여 개도국과 후진국들까지 자신들의 영역 확보를 위해 치열한 경쟁을 하고 있다. 선진국은 선진국대로 새로운 영역과 제품의 개발에 집중하고, 개도국 후진국들은 이들을 받아들여 응용과 영역 확대를 통한 부가가치의 생성을 위해 노력한다.

의료 선진국 진입을 노리는 우리나라도 아직까지는 선진국 제품의 도입을 통한 부가가치 생성에 의존하는 수준인 것 같다. 라이선스 계약에 의거하여 주요 부품은 수입에 의존하거나 상표 또는 제품의 판매에 따른 로열티를 지급하는 경우가 매우 많다. 다행히 우리가 로열티를 받는 의약 제품도 조금씩 늘어가고는 있다 한다.

요즈음 나랏님께서 '창조경제'라는 기치 아래 고용증대를 위한 창업에 치중하는 느낌을 받는다. 소인배가 그 뜻을 다 헤아리기는 힘들겠지만 말 그대로 창조경제라 함은 창조를 통한 세계 1위 제품의 탄생을 위한 노력도 더해져야 할 것이다. 1위 제품의 탄생이 가능하려면, 기존의 이론을 응용한 개발의 노력도 필요하겠으나 우리만의 창의성이 돋보이는 제품의 개발이 바람직하지 않을까 싶다.

특히 의약의 분야는 FDA 등 선진국에서 선점한 기준에 의해 매우 어려운 현실이니, 이 범위를 벗어나는 식품, 음료, 칩 등 분야에서 우리가 기준을 정하여 시장을 창조한다면 가장 확실한 세계 1위의 빛나는 제품이 탄생할 수도 있다는 생각이다.

앞서 말한 건강 칩이나 스포츠 음료 등 누구도 따라올 수 없는 1위의 제품이 탄생 가능할 것이다.

필자는 의약에 종사하는 사람이기에, 의약 쪽으로만 관심을 기울이고 있으나 다른 관점에서 본다면 공업이나 여타 제품 개발의 방향으로도 나아가는 것도 생각해봄 직하다. 이 제품들이 체력과 면역력을 증진시켜 빠른 효과와 효능을 발휘하여 기존의 약물을 대체할 경우 파급력은 상상하기 힘들다. 아직까지 이를 충족시키는 제품이 없기 때문이다.

2) 동양의학의 발전 방향

우리만의 독보적인 창의성을 발현할 수 있는 제품은 음양오행을 비롯한 동양사상이 근간을 이루어야 할 것이다. 서양과학으로서는 따라오기 어려운 분야가 바로 동양적 사유체계를 바탕으로 인류와 자연의 자연스러운 합일을 추구하는 방향이기 때문이다.

우리 선조들의 역사와 정신에는 음양과 오행의 과학 원리가 면면히 배어 내려오고 있다. 다만 서양식 생활과 사고에 익숙해진 우리가 이를 꿰뚫어보지 못하고 있다. 이를 현대생활에 응용한다면 우리만의 창의성이 빛나는 세계 제일의 발명품이 나올 수 있으리라 확신한다.

　　과학 분야뿐 아니라 의학 분야에서도 서양은 눈부신 발전을 이루었다. 인류의 평균수명이 늘고 첨단 시설이 좋아져 전체적인 의료 환경이 개선되었음은 부정할 길이 없다. 하지만 물적, 양적 성장 속에서 과연 삶의 질까지 개선되었는지는 다시 한 번 생각해 보아야 할 것이다.

　　서양의 의학이 발전된 것은 사실이지만 질병 치료의 주체인 환자의 체력, 면역력을 상승시켜 스스로 치료토록 하는 방법은 동양의학이 더 앞서 있다 할 것이다. 이제마 선생의 사상의학도 서양에서는 결코 찾아볼 수 없는 독특하고 창의적인 이론이라는 점도 동양의학의 우수성을 말해주는 것이다. 이러한 장점을 살려 나가지 못하고 있음이 참으로 안타까움을 감추지 못하며 글을 마친다.

올바르게 알아야 병을 고친다

초판1쇄 인쇄 2016년 06월 25일
초판1쇄 발행 2016년 07월 01일

지은이 | 은성국
펴낸이 | 김향숙
펴낸곳 | 인북스
등록 | 1999년 4월 21일 (제2011-000162호)
주소 | 경기 고양시 일산서구 성저로 121, 1102동 102호
전화 | 031) 924 7402
팩스 | 031) 924 7408
이메일 | editorman@hanmail.net

ISBN 978-89-89449-54-6 03510
ⓒ은성국, 2016

이 도서의 국립중앙도서관 출판예정도서목록(CIP)은 서지정보유통지원시스템 홈페이지(http://
seoji.nl.go.kr)와 국가자료공동목록시스템(http://www.nl.go.kr/kolisnet)에서 이용하실 수 있습니
다.(CIP제어번호: CIP2016015400)